学中医门径

（师传篇）

主 编 王伯章 黄泽辉

全国百佳图书出版单位
中国中医药出版社
·北京·

图书在版编目（CIP）数据

学中医门径.师传篇 / 王伯章，黄泽辉主编.-- 北京：中国中医药出版社，2024.2

ISBN 978-7-5132-8606-0

Ⅰ.①学… Ⅱ.①王… ②黄… Ⅲ.①中医学—基本知识 Ⅳ.① R2

中国国家版本馆 CIP 数据核字 (2023) 第 251266 号

中国中医药出版社出版

北京经济技术开发区科创十三街 31 号院二区 8 号楼

邮政编码　100176

传真　010-64405721

河北品睿印刷有限公司印刷

各地新华书店经销

开本 710×1000　1/16　印张 16　彩插 0.25　字数 223 千字

2024 年 2 月第 1 版　　2024 年 2 月第 1 次印刷

书号　ISBN 978 - 7 - 5132 - 8606 - 0

定价　68.00 元

网址　www.cptcm.com

服 务 热 线　010-64405510

购 书 热 线　010-89535836

维 权 打 假　010-64405753

微信服务号　zgzyycbs

微商城网址　https://kdt.im/LIdUGr

官 方 微 博　http://e.weibo.com/cptcm

天猫旗舰店网址　https://zgzyycbs.tmall.com

如有印装质量问题请与本社出版部联系（010-64405510）

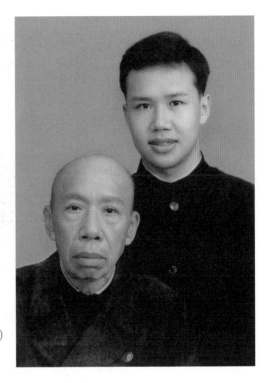

王挚峰（左）、王伯章（右）
师徒父子合影

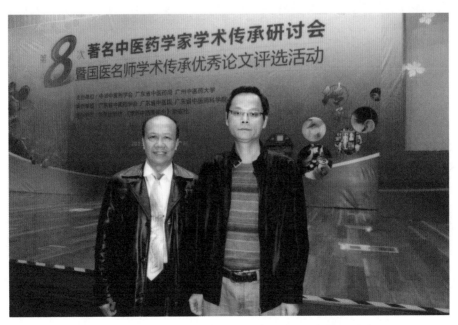

王伯章（左）、黄泽辉（右）师徒参加学术研讨会

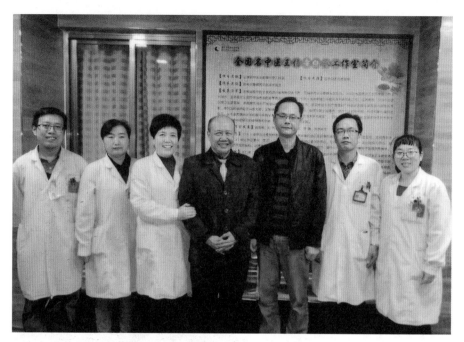

王伯章名老中医传承工作室合影

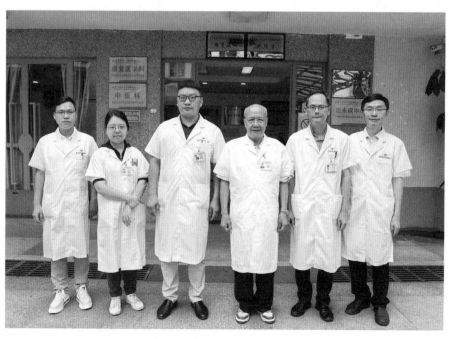

黄泽辉名中医传承工作室合影

《学中医门径（师传篇）》编委会

主　编　王伯章　黄泽辉

副主编　郝林端　刘　晖

编　委　刘　强　庄日喜　洪杰斐　叶秋丽
　　　　　邵敏明　何才燕　吴育思　陈康桂
　　　　　曾韵萍　李　静　劳锦波　陈　恺
　　　　　余　滨

编写单位　广东医科大学中医学教研室
　　　　　　广东医科大学附属医院中医科
　　　　　　王伯章名中医传承工作室
　　　　　　黄泽辉名中医传承工作室

编写说明

近年来，中医学界都重视起了师传教育。其实早在《灵枢》经中就有《师传》，点出了为医门径。师传，多不是全面系统的介绍，而是耳提面命，更多的是"传道，授业，解惑"。所以，本著述重点阐明解决中医疑点、难点的门径。多年来，西医学中医后能坚持中西医结合者很少，教学效果很差，我们认为也是不明学中医门径所致。很多系统学习过中医或初从业中医者，也深感师传点破中医门径疑难的必要。这些是促使我们萌发编写此书的初衷。

广东医科大学中医学教研室主任从王伯章、刘强、庄日喜到现任黄泽辉主任，已历四代。40年来，我们一直从事西医高等院校的中医教学及其教改工作，并同时在综合医院从事医疗、教学与科研工作，所以我们对西医学中医问题有长期深入的接触及了解。另一方面，我们都毕业于中医院校，也一直接受着中医医术的师承教育。1956年4月，进入国家公立西医院的广东南海名中医王挚峰被推荐到湛江地区之后，其业绩曾获原卫生部的表彰，其师承者王伯章、黄泽辉、邵敏明等经历了王氏医术薪火相传四代人的师承教育，他们的中医临床学术根基十分巩固，对中医临床思维若干问题有独到的见解。这些年，我们深切体会到以往西医学中医的教材未能让学生对中医基础理论有真正的理解，认同率低，对中医临床思维及其辨证论治更难有切实的理解，心中疑虑无底，其他中医初学者亦然。为此，我们认为应深入浅出努力用现代的学术语言来阐释中医理论思维的真谛，让受业者不再有"玄"的感觉，并获得理解认同，帮助他们理解中医临床思维，阐释各个相互关联的重要环节的明确联系及运用。这就是"学中医门径"。

恰值此名中医传承工作室可获资助之机，把多年传承学术与教改心得的积淀汇编成小册子，付梓刊行，可谓幸事。若读者研习本著述后，先从专病专科上下功夫，反复在临床验证中积累心得，在传承上探求精华，在创新中寻求出路，想日久必有所成。笔者本此初心践行，信其可也！

王伯章　黄泽辉

2023 年 12 月

❖ 目 录 ❖

第一章

理解中医基础理论思维的真谛是首要

自中华人民共和国成立以来，党和政府重视推行中西医并重的卫生事业方针，但整个卫生队伍仍是以西医医护人员为大多数，中医卫生队伍是少数。近几十年来，从中央到地方，也兴办过不少西医离职学习中医班，西医院校都必有中医课程，但西医学中医的效果都始终不能令人满意。大多数西医生学中医后仍重操西医旧业，并没有坚持中西医结合。这种情况发人深思。我们几十年来工作在大型综合医院，又兼西医院校的中医教学工作，对此深有感触，仅在此谈谈存在的问题所在。

西医学中医后，大多数医生对中医基础思维并不完全理解或认同，若反思这个问题，我觉得仍是中医老师自己没弄清或没有用现代语言讲透中医理论思维的合理内核的真谛，"以其昏昏，使人昭昭"，所以行不通。要讲清中医理论思维，也就首先要从中医理论思维的起源谈起。

中医临床思维之源是三个原创环节与临床观察验证相结合的产物。一是原创发现确认天人相应的客观存在；二是原创的象数思维方式；三是阴阳五行学说的原创概念与理论；四是对上述三个原创环节引申应用到人体上发展的医学理论，并进行观察验证的实践。上述四点是建立临床思维核心链条的出发点以及藏象学说、六经辨证、精神气血的概念由来。

第一节　天人相应的确认

《素问·气交变大论》说："《上经》曰：夫道者，上知天文，下知地理，中知人事，可以长久。"《上经》是今已失传的比《黄帝内经》更早的经典。古人长期艰苦地仰观天象、俯察地理，目的终是为"中知人事"，而医学应是最核心的内容。《灵枢·阴阳系日月》也指出"天地阴阳合之于人"。《素问·六微旨大论》还说："言天者求之本，言地者求之位，言人者求之气交。"人与天地自然无时无处不在气交变之中。而《素问·五运行大论》还说："气相得则和，不相得则病。"人对自然环境不适应，疾病就产生了。道家说"天人合一"，与此含义类同。医学的核心是研究人，而不仅是认识"合一"的共性。长期艰苦地考察天象、地理获得的成果是为了通过天人相应的客观存在认识人、研究人，这是祖先的伟大发现与发明，亘古不变。

天人相应观应用到医学上，最常见的是人不适应天之六气变化，感受其六淫之气而发病，若人有伏邪遇天气变化还会"相应"引发宿疾发作。现代科学有大量足够的信息支持天人相应观。未来研究自然界的物质、能量、信息对人类健康的影响，阐明天人相应的途径，将会使中医学有跨越式发展。

第二节　河图、洛书的象数思维

河图、洛书（图1）之名最早见于《尚书》，但未刊图。河图、洛书是史前文明的重大遗产。张登本等最近提出，河图、洛书的阴阳符号是黑圈与白圈。太阳光直接照耀用白圈表示，太阳光不能照耀的用黑圈表示。黑、白圈数目的多少表示不同时间、不同空间太阳照射的时间长短及所给予万物热量的多少。用数表达太阳周年运动及由此发生的自然界阴阳之气消长变化，表达了木、火、土、金、水五行及春、夏、长夏、秋、冬五季气候周而复始的运行状态。这一论述值得参考。河图、洛书是天文空间与自然现象之间常态关系最基本的表达与总概括公式，也是思维推演的出发点。在此图中，河图、洛书就是以图示数、以数寓象。同时，《易经》又有"观物取象""观象取意"，故概念有法象、意象。与图结合起来看，我们又从中可以确认：阴阳之象以黑白点与奇偶数为核心，五行之象以时空数为核心。已故的任应秋教授在他的《阴阳五行》（1960年出版）一书中早就指出：河图与洛书是古代推衍阴阳五行象数仅有的两个公式。此外，十天干与十二地支，它的原意既是纪时，更是纪象的。因此，天干地支纪时空与纪象是统一的，这是直接的象数思维方式。

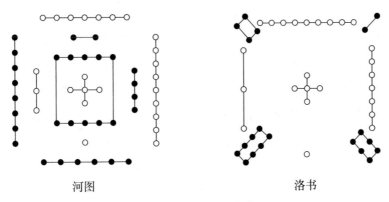

河图　　　　　　　　　　　　洛书

图1　河图和洛书

　　《易传·系辞上》说："河出图，洛出书，圣人则之。"周公则之出《周易》的阴阳学，大禹则之出《洪范》的五行学，也就是说阴阳五行学说的核心思维来源于河图、洛书。阴阳象数、五行象数均在象数思维方式之中。其中，阴阳学说侧重于物质态与能量态互动之象的变化观察，五行学说侧重五行时空态势及其均势的观察。阴阳五行总蕴含质、能、时、空四态（要素）。阴阳重在对状态的观察，五行注意态势的转化。这些都是象数思维的核心内容。

　　前贤曾指出取象比类法是中医的原创思维。取象来源于《易经》的"观物取象"及《周易·系辞上》的"圣人立象以尽意"。取象直观，包括从物象到物象的功能、意象的提取、对主体内容从可感知形象到情感活动等，所以取象是从直观思维到抽象思维概括的过程，从直觉思维以箴言形式直取概念的本质，乃至推测未来。比类可见于《素问·示从容论》曰："夫圣人之治病，循法守度，援物比类。"《素问·疏五过论》曰："善为脉者，必以比类奇恒。"远取诸物，近取诸身，均可比类，或从外在形象、征象及天象、地象、物象的规律悟出人体生命活动的生理病理之象，或从舌象、脉象变化诊察藏象的变化，等等。可见，取象比类法是中医象数思维泛化的运用方法。这对现代临床仍会有启发作用，但不足以概括与充分认知现代中医临床思维。古人对天地自然的观察主要集中在对日、月、地互动的观察。"星辰者，所以制日月之行也。"星辰主要是通过影响日与月的运行而影响地球的。日、月、地互动的60周年时空变化，便有天象变、地象变、人象（民病）变的疾病谱，五运六气学说便已详述内容。数是不同时空即有不同数的反映。象数思维便是对上述客观存在的观察认知。其实天、地、人之间阴阳消长不但有一日一周期、一月一周期、一年一周期，还有60年一周期的常态变化。换句话说，古人深切地观察到天地间的阴阳消长，还有更深层的内涵。它源自更深远的日、月（星辰）、地之间互动的各种变化，并反映在象数周期循环的变化，人亦应之。数是各周期的不同时空坐标，象是该时空坐标的外在反映，这是原创的核心认知。由于确认了天人相应的客观存在，天、地的变化就可通过象数思维认识人象（民病）的变化。这就是中医疾病发生学的出发点。

但在认识与阐述人体之前，对天地自然的常态规律认识必须通过艰苦长期的考察，建立起概念与理论，才能以它为思维坐标认识人体、阐述人体。这一坐标即阴阳五行学说。

第三节　阴阳五行学说——原创的概念与理论

"阴"字最初是象形字（◎），如浮云蔽日。从文字源流上看，阴阳的文字原意起源于古人对日照差异现象的描述。阴阳学说则是中国人在对此现象的探究中发现的。阴阳是自然界赖以变化发展的动力，其中蕴含自然界的普遍规律，即自然界性质相反的事物双方相互交错、相感会互生互消（阳生于阴，阴生于阳，阳消阴长，阴消阳长）、向对方渐转化（即渐变）及极端时产生突变（重阳必阴，重阴必阳）。在无机界，可见物质态与能量态交变的动荡与平衡；在生命机体，就反映在同化作用与异化作用互动的新陈代谢表现之象上。这也是"阳化气，阴成形"的体现。《素问·天元纪大论》"动静相启，上下相临，阴阳相错，而变由生也"，又说"形气相感，而化生万物"，就是此意义的高度概括。矛盾差异双方相召、相感、相错是形成阴阳变化的前提。《黄帝内经》把阴阳学说应用到人体上，阐述机体的生理、病机，并用于诊疗等方面。

《素问·五运行大论》说"黄帝坐明堂，始正天纲，临观八极，考建五常"，就是观察规范的明堂面南背北、左东右西。五行学说以东、南、中、西、北五方，春、夏、长夏、秋、冬五季这五个时空生态物候的常态规律为核心内容，以自然界木、火、土、金、水的物象抽象出的概念代表各自名称，以气的膨胀、上升、基点的转化、收缩、下降代表各自的无机界，以生、长、化、收、藏代表各自的有机生物的生态，以上类比统合形成五行概念，便于认知自然的时空态。五行的"行"字，原指气的运行，五个时空不同的运行态势就是它的核心意义。以木、火、土、金、水代表五种时空态势，相互间存在着孕育与抑制的正常稳态（即生克），也存在着因一方衰旺变化导致均势失衡的稳态破坏（即乘侮）。稳态或非稳态均是自然界不确定的永恒现象。这就是五行学说的主要内容。将阴阳五行学说应用于药学，便有了本草的四气五味、升降浮沉；把它应用到人体，即可建立人体相应的肝、心、脾、肺、肾五脏的时空纲领及其脏气法时论，在医学上阐明机体的非稳态，建立稳态；把它与六气、干支纪年组合排列进行理论推算，便产生以60年为周期的五运六气学说。

总之，阴阳五行学说是中华民族特有的概括自然界常态规律，并以之作为观察人体的思维坐标。本著述讨论的阴阳五行学说是它在医学上的意义。《黄帝内经》以阴阳五行学说为思维坐标认识、阐明人体，便衍生出中医的病因学、五脏六腑、三阴三阳辨病（六经辨证）、本草学等医学理论纲领，再结合《素问·上古天真论》的"法于阴阳，和于术数"，就形成了中医的防治思想方法论，又经过大量的临床医学观察与思维总结，不断充实修订，才逐渐形成中医的各种详尽的医学论述，反映在《黄帝内经》临床方面的论述。它们彼此实为纲领与内涵的关系。

从上述首先确认天人相应，再确立象数思维及其泛化应用的取象比类法，三是以阴阳五行学说的概念与理论阐释自然常态规律，并以其作为思维坐标观察人与自然的关系，认为人的机体是一个无时无处不处于与天地"气交变"当中的开放的自稳态系统，与天地自然的阴阳五行消长（质、能、时空）保持相协调，机体的内环境自身也按阴阳五行消长（质、能、时空）维持着自稳态（阴平阳秘，或阴阳平衡）。在阴阳五行学说的基础上，进行医学观察与医学验证，才形成中医学的临床思维。《素问·五运行大论》说："气相得则和，不相得则病。"所以，机体应是一个开放的自稳态系统，而自然界的阴阳五行的核心实质代表着质、能、时、空四大动态无时无处不影响人体生理病理的方方面面，从而开启了医学思维之门。

第四节　天人相应观指导下确立的藏象学说

古代中医到底如何认识人体的生理功能呢？最初可能是古解剖学。《黄帝内经》《难经》均有明确的记载。《黄帝内经》有"八尺之士……其可解剖而视之"，《难经·四十二难》有"肝重四斤四两""胃肠五丈八尺四寸"等。但在科学并不发达的古代，这些解剖知识不能进一步发展成医学生理的基础，但却能从开阔的世界观中认识人，即"人以天地之气生，四时之法成""天地合气，命之曰人"。这种观点与当时局部认识的观点是有争论的。在《素问·五脏别论》中记载说：黄帝"闻方士，或以脑髓为脏，或以肠胃为脏，或以为腑……愿闻其说"。黄帝将方士（临床医生）或以脑为脏或以肠胃为脏的意见，向岐伯提出了如何界定脏腑的问题，岐伯后来明确界定了"五脏者，藏精气而不泻""六腑者，传化物而不藏"的命名原则，并举出"脑、髓、骨、脉、胆、女子胞，此六者……名曰奇恒之腑"，原因就是从天人相应这大世界观、人生观出发得出的。这也充分反映在其他篇章中，如《素问·气穴论》说"天以六为节，地以五为制"，《素问·金匮真言论》曰"人亦应之……五脏皆为阴……六腑皆为阳"。这就是确定人以五脏属阴，外应于地上五行，人之六腑，外应于天上六气的主要出发点。中医以五脏六腑为中心的藏象学说原则就从此确立下来了，而后脏腑辨证也逐步系统化了。某些专家从解剖生理出发，提出"脑主神明"的问题，似乎是并未注意到《黄帝内经》中的这些记载。《黄帝内经》不但有"心主神明"，还将神、魂、意、魄、志各归属心、肝、脾、肺、肾所主，这些都与精神思维活动有关。在辨证论治、用药归经调治各脏上，如滋肾宁心、交通水火、疏肝解郁安神、健脾补心宁神、豁痰开窍醒神等也均能调治心神情志病变。但若重新找归"脑经"之药，就是再从零创新了。

　　《伤寒论》说"天布五行，以运万类，人禀五常，以有五脏"，说明张仲景也是承传《黄帝内经》以五脏为中心的藏象学说的。其实，《黄帝内经》对五行学说的阐述有它结合人体自身医学化的阐释与发展。在《尚书·洪范》中"木曰曲直，火曰炎上，土爰稼穑，金曰从革，水曰润下"，显然指自然界。而《素问·五常政大论》在阐明正常人体时"木曰敷和"（敷布阳和之气）、"火曰升明"（升发光热）、"土曰备化"（润泽化万物）、"金曰审平"（平顺稳定）、"水曰顺静"（清静随顺），用木、火、土、金、水的生克制化关系阐明人体五脏心、肝、脾、肺、肾的正常平衡与制约的关系，但显然还是不够的。例如，肺属金的清肃、坚劲或审平，不能完全代表肺主气、司呼吸、朝百脉、开窍于鼻、外合皮毛的藏象功能及其与其他脏的关系。当五脏的藏象功能完善之后，五行学说在后世的应用就减少了或大部分被替代了。这是从哲学向医学的具体化过渡，也是医学自身的进步与发展。五行归纳表见表1。

古人确立阴阳五行思维坐标的五行象数与藏象学说的发展完善是从哲学结合人体生理的医学过渡；从阴阳五行思维坐标观察推导产生的中药学四气五味功能、临床经验总结出的主治相结合，是从哲学到药学的完善过渡。把五行象数的延长线伸延到现代生理化学知识中去，也可以成为一种新的藏象物质基础的假说。

表1　五行归纳表

五行	（五常政）象气	五脏	肢体	藏象	物质代谢
木	敷和（敷布阳和之气）	肝	筋	出谋虑、藏血、喜条达、主疏泄	核酸、蛋白质
火	升阳（升发光热）	心	脉	主神明、主血脉	糖
土	备化（润泽化万物）	脾	肉	主运化、统血、主四肢	酶类、脂类、维生素
金	审平（平顺稳定）	肺	皮	主气、司呼吸、通调水道	电解质
水	顺静（清静随顺）	肾	骨	藏精、主骨生髓、主水液	水

阴阳五行学说在本草学的影响主要是四气五味。四气代表寒、热、温、凉的阴阳四象。五味为酸、苦、甘、辛、咸，分属木、火、土、金、水。在后世的医疗实践中，医家还多列出淡味，淡渗利水，这是医学的进步与发展。

我们前面提到，古人从观察人与自然变化常例出发，用援物比类法抽象出"象"与"数"的共性作为观察人与自然的思维坐标，用以描述阐明人与自然的质、能、时、空性质上的变化及规律性，以此思维坐标建立起的中医学理论实际上也是一种"影象"学。每一"影象"的背后都深刻反映着客观存在。学者必须充分理解这一点。

第五节 六经辨证是三阴三阳辨病的标本中气学说与临床相结合的产物

　　《伤寒论》六经辨证的创立，宣告了中医临床医学的奠基与辨证论治思想的确立。六经辨证一直指导着临床的医疗实践，而对其本质及应用范围所触及的理论问题，又是历代学者所争鸣的题目，这些争论在温病学派崛起后更甚。当前国内对寒温辨证统一提纲的讨论，也不可避免地触及这一问题的实质。当代的国内教科书也普遍认为六经辨证非指经络，而是经络脏腑阴阳气化学说的综合体现。但对于这一"高度综合体"的由来、结构与本质未见充分阐明，始终尚欠准确表达六经辨证作为外感病辨证纲领的特定意义及其科学内涵。

　　六经辨证体系是张仲景总结了东汉以前的理论与临床方药成果创立的，这在《伤寒论》序言中已明确表述。六经辨证的理论部分显然脱离不了《黄帝内经》，盛行于最接近作者生活的东汉时代的标本中气学说应是探讨六经辨证最有力的珍贵资料。以标本中气学说的提示为线索，探讨六经辨证的本质，寻求吻合点，立足在《伤寒论》上，就有可能探求到先哲的原旨，借助现代新知重新审察三阴三阳整体的生理与病理证治，并结合生物进化论等研究，对标本中气学说与六经辨证的理论形成进程进行剖析，从而能提出既符合历史源流面貌，又有现代新知高度的准确而深刻的新见解。

一、三阴三阳的生理意义

　　关于六经辨证的起源，《素问·天元纪大论》说："寒暑燥湿风火，天之阴阳也，三阴三阳上奉之；木火土金水，地之阴阳也，生长化收藏下应之。"《灵枢·阴阳系日月》说："天地阴阳，合之于人。"这些都是《黄帝内经》关于阴阳消长、天人相应的著名论断。如从生物进化的观点来理解，这是指生命机体的三阴三阳系统要不断进化来适应天上的六气环境；对地上的五行物质环境，生命机体要不断进化完善它的新陈代谢系统以适应它。《素问·五运行大论》说："气相得则和，不相和则病。"天人气机交通又相应才正常。人体三阴三阳不适应天之六气则病，这种外感六气的病自然是三阴三阳辨证，即"六经辨证"的起源，其雏形就是《素问·热论》中六经辨证的论述。

标本中气学说是从天人相应观出发，纲领性地揭示了三阴三阳的生理、病理的主要倾向——三阴三阳是一个连接上下表里、脏腑经络气化的系统。三阴三阳起着适应外界环境的调节作用，即"阴者，藏精而起亟也；阳者，卫外而为固也"。三阴三阳本身是阴阳学说的衍化，一分为三，反映了阴阳气的多少及势位，《素问·至真要大论》中岐伯释为"以名命气，以气命处"，即三阳是机体适应外环境的调节系统，三阴是机体的内稳态调节系统。

太阳为三阳，有巨大的阳气充盛于外之意，代表分布在躯体的头、项、背部的阳气，主要反映机体的抗寒调节及其水液排贮的调节功能，起源于水生生物；阳明为二阳，代表躯体胸腹部及消化道的耐热、耐燥的调节功能，起源于陆生生物；少阳为一阳，为初生游离的阳气，代表躯体两侧及其有关器官组织的寒热整合调节功能，起源于两栖生物。少阴为二阴，是支持太阳的内稳态调节系统，主要负责机体的神、精、气的枢化，阴精的贮调，所以与心、肾相关联；太阴为三阴，即大量的阴津，是支持阳明耐燥热的内稳态调节系统，主要负责机体津液的贮调、输布、运化，与脾、肺相关联；厥阴为一阴，代表营血的贮调输布，是支持少阳寒热整合的内稳态调节系统，主要负责机体营血的贮调功能，与肝、心包相关联。现代《医学生理学和生物物理学》认为：下丘脑的后部负责抗寒调节，下丘脑前部属耐热调节，两侧是整合调节。这与中医学上述的三阳生理调节功能是吻合的。

二、三阴三阳的分布结构

根据《素问·阴阳离合论》结合生物进化观认识人体的三阴三阳基本结构应是一个左右对称的类似三页，底面共六层次的卷筒状结构组成的系统。平置这一卷筒状结构，反映了生物躯体平行于地面使阴阳方位相对固定，并确立了三阴三阳分化，是生物进化经过水生、两栖、陆生三个阶段而形成的生理和病理生理基础。

从生物进化论来看，体位旋转不定的变形虫，表里阴阳似太极。而进化到两侧对称的三胚层动物（如文昌鱼）不论从水生、两栖进化到陆生爬行哺乳动物，躯体基本平行于地面（人类躯体直立时间与以前漫长的进化时间相比微不足道），上下表里阴阳方位相对固定，外为阳、内为阴、阴阳一分为三，而为三阴三阳卷筒状结构躯体的横切面如图2所示。三阴三阳分布依据《素问·阴阳离合论》"圣人面南而立""前曰广明，后曰太冲""太冲之地，名曰少阴""太阴之前，名曰阳明""少阴之前，名曰厥阴""厥阴之表，名曰少阳"。这些论述指出的三阴三阳分布，与生物进化、阴阳离合交感理论一致，并提示深奥古朴的中医传统理论反映的是返璞归真的自然科学。

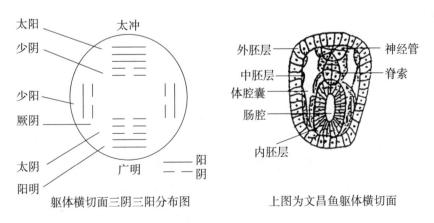

躯体横切面三阴三阳分布图　　　　上图为文昌鱼躯体横切面

图2　躯体横切面三阴三阳示意图

体位旋转不定的变形虫，表里阴阳似太极，如图3。

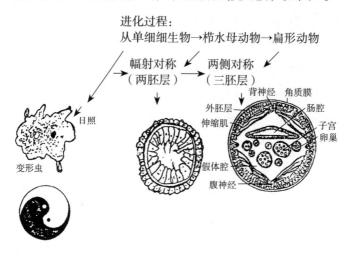

进化过程：
从单细细生物→栉水母动物→扁形动物

辐射对称　　两侧对称
（两胚层）　（三胚层）

背神经　角质膜
外胚层
伸缩肌
肠腔
子宫
卵巢
假体腔
腹神经

日照
变形虫

图3　太极与变形虫

三、三阴三阳病的本质

六经辨证是三阴三阳理论、藏象经络学说与外感临床实践相结合的产物，主要反映了人体三阴三阳在适应外界六气的过程中的病理改变。《素问·六微旨大论》说"太阳之上，寒气治之，中见少阴"，意指太阳的主要发病倾向是感受寒邪产生的病理改变，寒气是本，太阳是标，太阳的功能首先是使机体既适应外界寒气，又不受寒邪侵袭，少阴是支持太阳大量阳热耗散的能源贮调系统，即神、精、气的枢化，所以叫"中气"。《伤寒论》六经辨证主要是针对外感风寒邪气的辨证纲领。太阳病是以伤寒表证为中心，上及气府、下连水府的一系列气津改变。改变的实质是寒邪遏伤体表阳气，津液排贮调燮系统功能紊乱，主要以抗寒调节功能为中心。"寒水"是这一系统疾病的特征概括。太阳病变证的病所往往反映了太阳脏腑的生理联系，变证的性质主要由阳气与津液遏伤后如何进一步演变而定，也可以说是寒水病变的演变。阳明病是耐热燥的有效调燮功能紊乱，阴液调燮功能损伤所致。这是"阳明之上，燥气治之"。少阳病病机是阳气枢转不利，寒热整合调燮紊乱，以及气液不枢、浮火上炎。这是"少阳之上，火气治之"。太阴病病机是寒凝湿聚于内，故累及脾的运化功能，以生湿为主，以肺的宣发水津功能失司为次。这是"太阴之上，湿气治之"。少阴病病机是心肾元气耗伤，神、精、气生理调燮链的损伤或障碍。寒常伤肾阳，热先耗心阴，故有寒化与热化两极分化的证治。这是"少阴之上，热气治之""少阴之上，名曰太阳"。厥阴病病机是寒遏厥阴，气火郁阳，甚或营血异循，相火勃发。这是"厥阴之上，风气治之"。六经证治体系就是在此框架上确立起来的。

归纳六经辨证系统可见，阴阳的失司证是主导，是本，是三阴三阳之名用以辨证的意义所在；脏腑经络失调证是标，是阴阳气舍节之处与通路。经络空窍证是标之异。三阴三阳六病分证归纳表见表2。

表2　三阴三阳六病分证归纳表

六病 ＼ 证治	失司证	脏腑证	经络空窍证	舌脉	治法
太阳病（抗寒泄水失司）	恶寒、发热	小便不利、汗出失调、蓄水	头痛、项强、鼻衄、烦瞑	舌质淡红润、苔白根腻、脉浮	汗法
阳明病（耐燥热与传导糟粕失司）	恶热、发热、潮热	口渴、便秘、燥屎	目不了了、睛不和、目痛、鼻赤	脉洪大、舌红苔干	清法、下法
少阳病（寒热整合失司）	寒热往来	胸胁苦满、胁痛、心下痞	口苦、咽干、目眩	苔薄白、脉弦	和解法
太阴病（储调津液失司）	恶寒、腹满而痛	下利、时腹自痛	四肢温	脉缓迟	温中法、祛寒湿
少阴病（神、精、气枢化失司）	形寒、但欲寐、神衰	心烦不寐、脉微细	咽痛、心烦、四肢厥冷	舌淡、脉迟微细	温下法、清上导下法
厥阴病（储调营血失司）	厥热往来	气上撞心、心中疼热、饥不欲食、食则吐、下利	头顶痛、吐涎、肢冷		祛寒通络法、养血理肝法

四、"日传一经"与"病愈日""欲解时"释义

综上可见，从天人相应观来理解标本中气学说与三阴三阳辨证就能够找到理论的源流。同样，运用阴阳消长、天人相应的观点就不难合理解释"日传一经""病愈日""欲解时"等相关的疑难问题。

《伤寒论》有"日传一经"的提法。如"伤寒一日，太阳受之"，显然是受《素问·热论》"伤寒一日，巨阳受之"的影响。这是承袭《黄帝内经》的一方面。但《伤寒论》中也有"伤寒五六日……""中风六七日……"的论述，这是实践中的真实记录，与《黄帝内经》"日传一经"不相符。按照《伤寒论》篇次，六经的顺序是：太阳→阳明→少阳→太阴→少阴→厥阴。用"循经传"的经络观点解释这个顺序是不能成立的。因为十二经络循行手、足阳经相连，并夹在手、足阴经之间，次序显然不同。上述层次是按"三阳→二阳→一阳→三阴→二阴→一阴"的阴阳消长太极循环论次第相传的，其中心思想是外感邪气。寒邪侵袭人体后，正常的阳气消长受阻，导致时空改变——传经，而人体与自然界同步的阴阳消长首先以一日为周期，故有"日传一经"的古述。这显然与古代医易相关的理论有关。

与此相关的是"病愈日"与"欲解时"问题。《伤寒论》说："发于阳，七日愈；发于阴，六日愈。以阳数七，阴数六故也。"据陶治中氏研究，"七日愈"来源于《周易》"七日来复"的天象自然数；"发于阴，六日愈"来源于地理的五脏五行生克循环数。实际上以人体阴阳脏腑而言，发于阳者与六腑相关，第七日为第二周期之始日；发于阴者与五脏有关，第六日为第二周期之始日。故六七日是机体阴阳消长重建稳态最有利的"病愈日"。"欲解时"与此意义相似。太阴为三阴，故欲解于一阳初生之中心——子时；少阴为二阴，欲解于阳气初长之中心——丑时；厥阴为一阴，欲解于阳气长之中心——寅时。阴尽阳生，少阳欲解于阴之将尽的中心——卯时；太阳为三阳，欲解于一阴初生之中心——午时；阳明为二阳，欲解于阳之将尽的中心——酉时。

总之，三阳解时，在三阳旺时而解及阳盛得阴而解：三阴解时，亦在三阳初旺时而解及阴盛得阳而解。《伤寒论》以生阳为本之故，总与太阳在天体的运动与人体阳气的消长有密切的关系。"欲解时"是最有利于阳气恢复，使人体与自然界阴阳消长同步的时机。"病愈日"是在天人相应观指导下，人体脏腑内周期与自然界阴阳消长同步的内在时机。"欲解时"是天人相应中自然界因素为主导的外在时机。

第六节　关于精气神与气血的粗浅认知

《灵枢·本神》对这方面有一段精彩的阐述："天之在我者德也，地之在我者气也，德流气薄而生者也，故生之来谓之精，两精相搏谓之神。"德代表在天的客观机遇某一信息，气代表在地上的某一能量，两者相交汇之后便渐生出精（物质）来，后来"两精相搏"，雌雄交配便形成新的生命之"神"。这段文字就把自然界的息、能、质与形成生命机体的神、气、精相联系起来。当然，中医后人多不提此论述的天之德、地之气、人之精了，而简约说：自然界天、地、人是三才，人的三才是精、气、神。人体的三才可以在一定条件下相互转化的，"积气以成精，积精以全神"，藏精可以化气等。据中医传统理论，自然界三才是天、地、人，人的三才是精、气、神。笔者认为，从现代天人相应观看，自然环境三是物质、能量、信息，人的三才是精、气、神，此说更明确。那么，所谓神，是生命信息在机体的指挥传导系统；所谓精，是生命信息及能量储存在机体的物质基础；所谓气，是生命机体的各种功能的能量来源。人的精、气、神是互相转化的，所以质、能、息也不断在相互作用之中。

《灵枢·决气》说："中焦受气取汁，变化而赤，是谓血……壅遏营气，令无所避，是谓脉。"可见，机体的血管就是脉，其中红色的是血液，非红色的是营液，周流全身供养机体代谢的需要。阴阳学说指

"阳化气，阴成形""阴在内，阳之守也，阳在外，阴之使也"，所以气为血帅，血为气母。气是营血气化产生并输送能量供机体代谢的物质基础。故说气为阳，血为阴。气因在不同部位、不同功能而命名，或叫卫气，或叫肝气、肾气、中气等。

综上所述，中医思维的起源是从认识人与自然的关系开始的，是确认天人相应的客观存在。象数思维是认知客体无时无处在运动变化的数，是外在象的变化的依据。推数识象，观象明数，象数是相统一的自然观。取象比类是象数思维泛化的应用法。阴阳的含义起源于日照的差异，但阴阳学说却是中华民族的自然辩证法。阴阳五行学说的概念与理论过去被误解了。它实际上取自自然界的常态变化规律，以自然界质、能、时、空四大动态为思维坐标，用以观察人，并成功应用到人体生理、病理、本草学等医学理论中去，形成五脏、六腑、精、气、神、血气及六经辨证等内容。这四个环节链条形成了中医思维理论的起源。正如张仲景所说："天布五行，以运万类，人禀五常，以有五脏。"在人与自然的关系上，中医学把人看作一个开放的自稳态机体。它既有开放的一面，与自然无时无处的"气交变"相应；又有机体自身按阴阳消长、五脏五行动态平衡达到稳态的一面。

中医学不但有象数思维理论，还有实践验证的理论。"神农尝百草""善言天者必有验于人"，都强调实践。"日咳心肝火，夜咳肺家寒"是象数思维的主导，"治风先治血，血行风自灭"则是实践的总结。尤其是藏象学说，既包含五脏应五行象数的一面，又包含五脏自身解剖及其生理功能的一面。藏象学说是从医学观察与验证中总结出来的，是二者的结合。六经辨证也是这样，既是从标本中气学说推演出来的，又是在实践观察中验证而成的六经证治体系。这就是《伤寒论》的成功之处。西医读者也应从中汲取与实践验证结合的学习方法。

第二章

对症下药是入门

中医扎根于民间，也常简易地对症下药，所以掌握一些必要的诊疗方法是必不可少的。

第一节　诊法

本节粗略简介舌诊、脉诊、问诊的中医特点或歌诀，并把中药与病因症状联系介绍，便于对症用药的认知。

一、舌诊

扼要说，中医舌诊分舌质、舌色、舌形、舌苔。舌淡红，苔薄白为正常。舌淡白为血虚或虚寒。舌红为热。红绛为阴虚内热。舌苔滑腻为痰湿。无苔为伤阴。苔干为热盛津伤。苔黄为热，苔白为凉。无苔为阴亏损。舌根苔厚为下焦湿热。舌胖大或带齿痕为痰湿困脾。舌瘦为阴亏。舌颤动为动风。舌木为心脑痰闭。

二、诊脉传心诀

　　　　诊家之要四般脉，浮沉迟数为之则。
　　　　浮沉轻重指端详，迟数息中分缓急。
　　　　浮而无力即为虚，浮而有力便为洪。
　　　　脉沉而无力是弱，微沉有力是为实。
　　　　迟而有力滑脉居，迟而无力缓与涩。
　　　　数而有力为紧弦，数而无力为芤脉。
　　　　浮迟即是表间虚，沉迟即是里冷极。

浮数原来表热真，沉数原来里热炎。

此言不出古人书，是我传心之秘识。

《医学传心录》

脉学讲的越繁琐，初学的人越难掌握。前人曾说"切脉之事，明于书未必明于心，明于心未必明于手"，所谓"胸中了了，指下难明"。本诀以浮、沉、迟、数四脉为纲，再从四脉的有力、无力分出虚、实、洪、弱等十种脉象。这种以纲带目，从简到繁，先易后难的诊脉方法，使初学的人容易掌握。本诀对诸脉脉象形容不够全面，间或有与历代脉学说法不尽符合处，但本诀已经申明"此言不出古人书，是我传心之秘识"，故未修改。读者可参阅其他脉学著作，结合实践，互相印证。

三、三部总看歌

三部俱浮肺脏风，恶寒发热鼻难通。

沉迟冷积真元惫，弦数猖狂怒气冲。

两手紧分寒与食，二关缓作痹和癃。

虚濡微涩阴阳竭，洪滑不堪久病逢。

《医学传心录》

四、问诊：发言须当理

临病人问所便。如问其为病热，则便于用寒。问其为病寒，则便于用热。尝有居奥室之中、帏幔之内，甚则复以帛蒙首，不言所病，令人诊候，若细问因由，便谓医业不精。既不能望形色、闻声音，又不能问病情，只凭切脉，以决百病之死生，苟非通明之士，何能若是。故医者必须徐徐问其所苦何物，所思何物，所欲何物，所疑何物，年之少长，形之肥瘦，饮食起居若何，二便通塞若何，所发之始与今之方病，病经几日，曾服过何药。妇人室女须问经事若何。产后须问恶露有无多少。小儿但见憎寒壮热，须问曾经发斑疹否。凡诸病痛，须问曾跌扑损伤否。此为大法，务要一一详审。以彼所说，校吾所诊，或同或异，以折衷之，则万全之功，庶可收矣。

《医学传心录》

第二节 病因致病对症用药纲要

中医学强调人与自然环境的关系，人体对外环境不适应就会产生外感病，为外因，为外邪致病；机体内环境不调和则产生内因致病，为正气失常致病，为内因；又有金刃虫兽所伤为不内外因（从略）。三因论致病，于此只介绍内、外因致病为主。从疾病发生过程了解病因、分析症状为审因辨证，从疾病症状、证候辨别病因病机为辨证求因，临床常两法并行。

一、六淫

正常情况下的风、寒、暑、湿、燥、火称六气。

六淫为风、寒、暑、湿、燥、火六种致病邪气。

六气转化为六淫的条件：①太过或因不及伴随而来的非其时有其气。②人体因虚感触受邪。

（一）风邪

外风指风邪，居六淫之首，是六淫中最主要的致病因素。

内风指风从内生，脏腑功能失调，气血逆乱，筋脉失养。

1. 风邪的性质和致病特点

（1）风为阳邪，其性开泄

风具有升发、向上、向外的特点。

1）向上：可见头晕、头痛。

2）向外：则腠理开泄，可见出汗。

（2）风性善行而数变

1）善行：病位行无定处。

2）善变：变化无常，发病迅速。

（3）风性主动

风邪致病动摇不定，可见震颤、抽搐、抖动、眩晕。

（4）风为百病之长

风邪是外感疾病的先导。

2. 常见风证

（1）风邪袭表

证：恶风、汗出、头痛、脉浮。

治：解表疏风。

药：桂枝、生姜、荆芥、防风、薄荷、桑叶、菊花等。

桂枝、紫苏、生姜——辛温，常治风寒。

荆芥、防风——偏温，风寒、风热均可治。

薄荷、桑叶、菊花——辛凉，常治风热。

牛蒡子、蝉衣——风疹。

（2）风邪犯肺

证：风邪袭表证＋咳嗽、咽痒、鼻塞、流涕。

治：疏风宣肺。

药：前胡、杏仁、浙贝母、桔梗等。

（3）内风证

1）热极生风

证：高热抽搐、两眼上翻、角弓反张。

治：清热息风。

药：羚羊角、钩藤、地龙、竹茹、生地黄等。

2）肝阳化风

证：眩晕、突然晕倒、半身不遂、口眼歪斜。

治：平肝息风。

药：钩藤、天麻、石决明、代赭石等。

3）血虚生风

证：头晕眼花、肢体麻木、肌肉跳动，震颤。

治：养血祛风。

药：阿胶、何首乌、当归、熟地黄等。

（二）寒邪

寒致病有三种情况：①外寒：肌表受寒。②中寒：寒中脏腑。③内寒：阳虚内寒。

1.寒邪的性质和致病特点

（1）寒为阴邪，易伤阳气

1）外感寒邪可损伤体表阳气，而见恶寒。

2）内中寒邪可损伤内脏阳气，而见畏寒、便溏、下利清谷。

（2）寒主收引

收引指收缩牵引。毛孔收缩则无汗；筋脉收引则拘挛、胃肠痉挛。

（3）寒性凝滞

凝滞指凝结停滞。寒邪侵犯，气血凝滞，不通则痛。

寒邪疼痛特点：遇寒加剧，得温痛减。

（4）寒性清澈

分泌物、排泄物清稀。

2.常见寒证

（1）外寒

1）外感寒邪

证：恶寒、发热、无汗，或咳嗽、气喘、鼻塞。

治：辛温解表，散寒发汗。

药：麻黄、桂枝、葱白、紫苏、细辛、生姜等。

2）寒中脾胃

证：食生冷或腹部受凉后，肠鸣、腹中冷痛、腹泻、呕吐等。

治：散寒和胃。

药：紫苏、藿香、生姜、草果等。

（2）内寒

1）脾胃阳虚

证：腹痛、喜温、喜按、呕吐清水、纳少、畏寒。

治：温中散寒。

药：干姜、吴茱萸、花椒、高良姜等。

2）肾阳虚

证：腰膝冷痛、小便频数或不利、五更泄泻、性功能减退。

治：温肾助阳祛寒。

药：熟附子、肉桂、淫羊藿、巴戟天、肉苁蓉等。

3. 助阳祛寒药的具体运用

（1）治疗性功能不全，可用肉苁蓉、鹿茸、仙茅、锁阳、巴戟天、淫羊藿、补骨脂、益智仁、菟丝子、覆盆子。

（2）治疗腰膝痹痛，可用狗脊、巴戟天。

（3）治疗肾虚腰痛，可用杜仲、狗脊、续断。

（4）治疗肾不纳气虚喘，可用补骨脂、核桃、蛤蚧。

（三）暑邪

暑邪纯属外因，绝无内因。

1. 暑邪的性质和致病特点

（1）暑为阳邪，其性炎热

感受暑邪可见高热、烦渴、面红、脉洪大。

（2）暑性升散，耗气伤津

暑性升散，可致肢倦、无力、气短，甚至突然昏倒。

（3）暑多夹湿

天暑下逼，地湿上蒸，故多夹湿。

2. 常见暑证

（1）阳暑

证：多汗、心烦、气少、乏力、口渴、尿少黄。

治：解暑清热。

药：荷叶、荷梗、西瓜翠衣、青蒿、六一散等。

（2）阴暑

证：无汗、腹痛、胸闷、恶心呕吐、困乏。

治：透暑渗湿。

药：藿香、香薷、石菖蒲、白豆蔻等。

（3）中暑

证：轻：头晕、头痛、胸闷、恶心、发热汗出、舌红少津。

　　重：突然昏倒、不省人事、出冷汗、手足冷。

治：轻者清热生津，重者开窍。

药：石膏、知母、粳米、人参等。重者苏合香丸开窍。

（4）暑温与暑湿

暑温与暑湿包括夏天发生的一系列热性病，如乙脑、流感、钩端螺旋体病等。

证：暑温：高热、烦渴、多汗、脉洪大。

　　暑湿：身热不扬、午后为甚，胸闷恶心，食欲不振，四肢困倦，大便溏，小便黄。

治：清热透暑渗湿，芳香化浊。

药：暑温：石膏、知母、青蒿、黄芩等。

　　暑湿：藿香、佩兰、白豆蔻、薏苡仁等。

（四）湿邪

外湿为感受外界湿邪。

内湿为体内脏腑功能失调，水液代谢失常，水湿停留在身体某个部位。

1.湿邪的性质和致病特点

（1）湿性重浊

1）重：肢体、头部沉重、困倦。

2）浊：秽浊，如分泌物、排泄物秽浊。

（2）湿性黏滞

大便黏，小便涩滞不畅，出汗黏。

病变过程慢，缠绵难愈。

（3）湿为阴邪，易阻遏气机，损伤阳气

湿为水类，属阴，故易伤阳。

湿性黏腻，易阻遏气机，阻塞经络等通道。

气机指身体的功能活动。

2. 常见湿证

（1）外湿

1）伤湿（湿犯肌表）

证：恶寒发热、汗出而热不退、头身重困、四肢酸楚。

治：芳香化湿解表。

药：苍术、藿香、豆蔻、通草等。

2）湿阻经络（湿痹）

证：关节酸痛、活动不便，或肢体重着麻木。

治：祛湿通络。

药：独活、防己、木瓜、五加皮等。

（2）内湿

证：共同症状：食欲不振、口腻不渴、胸闷、呕恶。

　　湿在上焦：胸闷、头晕、痰多。

　　湿在中焦：脘腹痞满、不欲饮食、呕恶、黄疸、便溏、口甜。

　　湿在下焦：足肿、小便淋浊、妇女带下。

治：芳香化湿，淡渗利湿，苦寒燥湿。

药：芳香化湿：藿香、佩兰、白豆蔻等。

　　淡渗利湿：茯苓、猪苓、泽泻、土茵陈、滑石、车前子、金
　　　　　　　钱草、石韦、木通、薏苡仁等。

　　苦寒燥湿：黄芩、黄连、黄柏等。

3. 利湿药的具体运用

（1）茵陈为退黄主药，适用于各种黄疸。

（2）滑石、泽泻、猪苓为通用的渗湿利尿药。

（3）金钱草、车前草、瞿麦、石韦、灯心草为泌尿系感染常用药。

（4）茯苓兼能健脾。

（5）苦参用于湿热型皮肤病。

（五）燥邪

燥邪分外燥和内燥。

外燥为感受外界燥邪。初秋感者多为温燥；深秋感者多为凉燥。

内燥多为机体阴液亏损所致。

1. 燥邪的性质和致病特点

（1）燥易伤津。

（2）燥易伤肺。

2. 常见燥证

（1）外燥

证：凉燥：寒热头痛、无汗、口鼻咽干、皮肤干燥、干咳。

　　温燥：寒热头痛、干咳、痰中带血、咽喉肿痛、口渴。

治：清燥润肺生津。

药：桑叶、杏仁、梨皮、沙参、麦冬等。

（2）内燥

证：口渴、皮肤干燥粗糙、大便秘结、小便少、肌肉消瘦、舌燥无津。

治：养阴生津，润燥。

药：玄参、生地黄、麦冬、石斛、天花粉、知母。

3. 常见润燥药

常见润燥药有杏仁、柏子仁、火麻仁、郁李仁、桃仁、芝麻。

杏仁——润肺。

柏子仁——养心。

火麻仁——润肠。

郁李仁——滑利肝气。

桃仁——活血化瘀。

芝麻——补肾。

血燥可用阿胶、首乌。

（六）火邪

外感风、寒、暑、湿、燥化火或直接感受火热邪气均称感受火邪。

五气皆能化火，此称外火。

脏腑功能失调，或情志化火，为五志皆能化火，称为内火。

1. 火邪的性质和致病特点

（1）火性炎上

1）火为热之甚，可见高热、大渴、面红目赤。

2）炎上，可见口舌糜烂、咽喉肿痛、目赤肿痛等五官的急性炎症。

（2）消灼津液

火热消耗，蒸发津液，可见干渴、喜冷饮、便秘。

（3）易生风动血

1）火热消耗阴液，可使筋脉失养，肝风内动。

2）火热之邪，可使血流加速，迫血妄行，导致各种出血。

2. 常见火证

（1）实火

证：发热、恶热、面红目赤、心烦、喜冷饮、便秘或泻下黏秽热臭、小便赤、口烂、咽痛、苔黄，或神昏谵语、躁扰不安，或发癍、吐血、衄血、尿血、便血，或疮疡红肿热痛。

治：泻火清热，解毒凉血，养阴生津。

药：石膏、知母、芦根、黄连、黄芩、黄柏、栀子、龙胆草、生地黄、紫草、牡丹皮、玄参、金银花、连翘、蒲公英、紫花地丁、大青叶、板蓝根、白头翁、山豆根等。

（2）虚火

证：五心烦热、失眠、盗汗、咽干、潮热。

治：滋阴降火。

药：生地黄、熟地黄、麦冬、地骨皮、白薇、天冬、沙参、枸杞子、玉竹、旱莲草、西洋参、桑椹等。

3. 润燥药的具体运用

（1）泻火清热药

1）甘寒清热：石膏、知母、芦根，用于治发热、恶热、烦渴、喜冷饮。

2）苦寒泻火：黄连、黄芩、黄柏、栀子、龙胆草。

黄芩——偏走上焦（肺、大肠）。

黄连——偏走中焦（胃、肠）。

黄柏——偏走下焦（泌尿、生殖系统）。

栀子——清心热为主。

龙胆草——清肝胆热。

3）咸寒泻下清热：大黄、芒硝、番泻叶、芦荟，以泻下大便达到清热目的，治疗大便秘结兼发热。

（2）清热凉血药

清热凉血药有生地黄、紫草、牡丹皮、玄参。

生地黄、玄参——清热凉血。

牡丹皮、赤芍——清热凉血兼活血化瘀。

（3）清热解毒药

清热解毒药有金银花、连翘、蒲公英、紫花地丁、大青叶、板蓝根、白头翁、山豆根。

金银花、连翘——最常用。

蒲公英——治内外痈肿，小剂量有健胃作用。

板蓝根——咽喉肿痛，治腮腺炎的主药。

山豆根——咽喉肿痛，治癌症、肝炎。

白头翁——治热痢。

（4）滋阴降火药

滋阴降火药有生地黄、熟地黄、枸杞子、桑椹、天冬、麦冬、沙参、玉竹、石斛。

生地黄、熟地黄——补肾阴。

枸杞子、桑椹——补肝阴。

天冬、麦冬、沙参——补心肺之阴。

玉竹、石斛——补胃阴。

二、七情过激

七情，指喜、怒、忧、思、悲、恐、惊。七情非从口鼻或皮毛侵入（六淫），为突然强烈或长期持久的情志刺激，可直接影响内脏，属于内伤病因。

（一）致病特点

（1）直接损伤五脏，影响气机

1）喜伤心，喜则气缓，可见心悸、神不守舍、健忘，甚则狂乱。

2）怒伤肝，怒则气上，可见胁胀痛、吐血、头痛头胀、梅核气。

3）忧伤肺，忧则气郁，可见少气、胸满、咳嗽、息微、音低。

4）思伤脾，思则气结，可见纳呆、腹胀、倦怠、胸腹痞满。

5）悲伤肺，悲则气消，可见萎靡不振、乏力懒惰、饮泣、消沉。

6）恐伤肾，恐则气下，可见遗精、二便失禁、失眠、遗尿。

7）惊伤心，惊则气乱，可见心悸、失眠、气短、精神错乱。

（2）使病情加重或迅速恶化

眩晕（高血压病）患者，大怒，气血并走于上，可发展为中风。

脱发患者，焦虑失眠，可加重病情，缠绵难愈。

癌症患者，意志消沉，病情迅速恶化。

（二）常用中药

（1）安神药

1）重镇安神：朱砂、龙骨。

2）养阴安神：酸枣仁、柏子仁。

3）祛痰安神：远志。

（2）开窍药

开窍药包括麝香、苏合香、石菖蒲等。

（3）常用药物举隅

1）朱砂

【性味与归经】甘，微寒；有毒。归心经。

【功能与主治】清心镇惊，安神解毒。用于心悸易惊，失眠多梦，癫痫发狂，小儿惊风，视物昏花，口疮，喉痹，疮疡肿毒。

【用法与用量】0.1～0.5g，多入丸散服；外用适量。

【注意】本品有毒，不宜大量久服。

2）酸枣仁

【性味与归经】甘、酸，平。归肝、胆、心经。

【功能与主治】补肝，宁心，敛汗，生津。用于虚烦不眠，惊悸多梦，体虚多汗，津伤口渴。

【用法与用量】9～15g。

盗汗：酸枣仁、人参、茯苓，等分为末，每服5g，米汤送下。

胆虚不眠：酸枣仁50g，炒香，捣为散。每服10g，竹叶汤调下。又方：再加人参50g，辰砂25g，乳香15g，蜜丸服。

3）远志

【性味与归经】苦、辛，温。归心、肾、肺经。

【功能与主治】安神益智，祛痰，消肿。用于心肾不交，失眠多梦，健忘惊悸，神志恍惚，咳痰不爽，疮疡肿毒，乳房肿痛。

【用法与用量】3～9g。

各种痈疽：用远志放入淘米水中浸洗过，捶去心，研细，每服15g，以温酒一杯调，清汁饮下，药渣敷患处。

4）麝香

【性味与归经】辛，温。归心、脾经。

【功能与主治】开窍醒神，活血通经，消肿止痛。用于热病神昏，中风痰厥，气郁暴厥，中恶昏迷，经闭，癥瘕，难产死胎，心腹暴痛，痈肿瘰疬，咽喉肿痛，跌仆伤痛，痹痛麻木。

【用法与用量】0.03～0.1g，多入丸散用；外用适量。

【注意】孕妇禁用。

偏正头痛：麝香1.5g，皂角末3g，包在薄纸中，放头痛部位发中，外用布包炒盐乘热熨帖。

催生易产：麝香3g，水研服，立下。又方：麝香、盐豉烧红为末，以秤锤淬过，酒送服6g即下，此方名胜金散。

5）石菖蒲

【性味与归经】辛、苦，温。归心、胃经。

【功能与主治】化湿开胃，开窍豁痰，醒神益智。用于脘痞不饥，噤口下痢，神昏癫痫，健忘耳聋。

【用法与用量】3～9g。

病后耳聋：石菖蒲汁滴耳中。

眼长挑针：石菖蒲根同盐一起，研末敷患处。

（三）常见证候

（1）心神不宁

症状：心悸、失眠、多梦、精神异常。

治法：宁心安神。

方药：天王补心丹（酸枣仁、柏子仁、远志、龙骨、牡蛎、夜交藤、丹参）。

（2）肝气郁结

症状：精神抑郁、烦躁易怒、眩晕、胁胀、善太息。

治法：疏肝解郁。

方药：柴胡疏肝散（青皮、枳壳、白芍、香附、川楝子、郁金）。

（3）脾胃气滞

症状：纳呆、腹胀、倦怠、胸腹痞满、腹泻便溏、呕恶。

治法：理气健脾。

方药：香砂六君汤（陈皮、木香、砂仁、厚朴、枳实、茯苓、党参）。

（四）情志疗法

悲可以治怒，以恻怆苦楚之言感之。

喜可以治悲，以欢乐戏谑之言娱之。

恐可以治喜，以祸起仓卒之言怖之。

思可以治恐，以虑此忘彼之言夺之。

怒可以治思，以侮辱欺罔之言触之。

三、饮食失宜

饮食不节、饮食不洁或饮食偏嗜是导致疾病发生的原因之一。饮食失宜主要损伤脾胃，导致脾胃升降功能失常，又可聚湿、生痰、化热或变生他病。

（一）致病特点

（1）饮食不节

过饱，见腹痛腹泻、嗳腐吞酸、疳积。

过饥，见神疲、乏力、面黄肌瘦。

饮食不节还可导致"食复"。

（2）饮食不洁

饮食不洁可见腹痛、痢下脓血、寄生虫、中毒。

（3）饮食偏嗜

偏嗜肥甘厚味，见纳呆、痈疡、痰湿。

寒热偏嗜，见腹痛腹泻、便秘、痤疮。

（4）五味偏嗜

咸则血脉凝涩，面失光泽。

苦则皮枯而毛发憔悴。

辛则筋急爪枯，或筋脉弛缓不用。

酸则肉皱皮厚，唇薄而掀起。

甘则骨痛而发落。

（二）常用中药

（1）消导药

治疗饮食失宜主要使用消导药，如山楂、麦芽、鸡内金、谷芽、莱菔子等。

（2）常用药物举隅

1）山楂

【性味与归经】酸、甘，微温。归脾、胃、肝经。

【功能与主治】消食健胃，行气散瘀。用于肉食积滞，胃脘胀满，泻痢腹痛，瘀血经闭，产后瘀阻，心腹刺痛，疝气疼痛；高脂血症。焦山楂消食导滞作用增强，可用于肉食积滞、泻痢不爽。

【用法与用量】9～12g。

食肉不消：用山楂肉120g，水煮食，并饮其汁。

老人腰痛及腿痛：用山楂、鹿茸（炙）等分为末，蜜丸如梧子大，每服百丸，1天服2次。

2）鸡内金

【性味与归经】甘，平。归脾、胃、小肠、膀胱经。

【功能与主治】健胃消食，涩精止遗。用于食积不消，呕吐泻痢，小儿疳积，遗尿，遗精。

【用法与用量】3～9g。

遗尿：用鸡肫一具，连鸡肠烧存性，酒送服。男用雌鸡，女用雄鸡。

脚胫生疮：用鸡内金洗净贴上，一天换一次，十天病愈。

一切口疮：用鸡内金烧灰敷涂。

（三）常见证候

脾胃食滞

症状：厌食、胸腹痞满、泻下臭秽、呕恶、嗳腐吞酸。

治法：消食导滞。

方药：保和丸（山楂、神曲、莱菔子、麦芽、鸡内金、茯苓、连翘）。

四、劳逸过度

劳逸过度，包括劳力过度、劳神过度、房劳过度和安逸过度4种情况。

（一）致病特点

（1）劳力过度，见气短、乏力、神疲、消瘦。

（2）劳神过度，见心悸、健忘、失眠、多梦。

（3）房劳过度，见腰痛、耳鸣、性功能减退。

（4）安逸过度，见食少、乏力、肢体萎弱。

（二）常用中药

（1）补气药

补气药有人参、黄芪、党参、白术等。

（2）补血药

补血药有熟地黄、当归、白芍等。

（3）补阴药

补阴药有麦冬、枸杞子等。

（4）补阳药

补阳药有杜仲、淫羊藿等。

（5）涩精药

涩精药有山茱萸、金樱子等。

（6）常用药物举隅

1）人参

【性味与归经】甘、微苦，平。归脾、肺、心经。

【功能与主治】大补元气，复脉固脱，补脾益肺，生津，安神。用于体虚欲脱，肢冷脉微，脾虚食少，肺虚喘咳，津伤口渴，内热消渴，久病虚羸，惊悸失眠，阳痿宫冷；心力衰竭，心源性休克。

【用法与用量】3～9g，另煎兑入汤剂服。野山参若研粉吞服，1次2g，1日2次。

【注意】不宜与藜芦同用。

喘急欲绝：人参末煎汤，每服一茶匙。一天服五至六次。

肺虚久咳：人参60g，鹿角胶（炙过）30g，共研为末，每服9g，薄荷豉汤送下。

蜈蚣、蜂虿螫伤：用人参末涂敷。

2）黄芪

【性味与归经】甘，温。归肺、脾经。

【功能与主治】补气固表，利尿托毒，排脓，敛疮生肌。用于气虚乏力，食少便溏，中气下陷，久泻脱肛，便血崩漏，表虚自汗，气虚水肿，痈疽难溃，久溃不敛，血虚萎黄，内热消渴；慢性肾炎蛋白尿，糖尿病。蜜制黄芪益气补中，用于气虚乏力、食少便溏。

【用法与用量】9～30g。

白浊：用盐炒黄芪15g，茯苓30g，共研细，每服3g。

肺痈：黄芪60g研细，每取6g煎汤服，一天可服三四次。

阴汗湿痒：黄芪酒炒后研细，切熟猪心蘸着吃，有效。

3）白术

【性味与归经】苦、甘，温。归脾、胃经。

【功能与主治】健脾益气，燥湿利水，止汗，安胎。用于脾虚食少，腹胀泄泻，痰饮眩悸，水肿，自汗，胎动不安。生白术健脾、和胃、安胎，用于脾虚食少、泄泻便溏、胎动不安。

【用法与用量】6～12g。

牙长不休（渐至张口进食亦感困难，此为"髓溢病"）：用白术煎汤漱口兼内服，有效。

皮疹或自汗不止：用白术研细，每服一茶匙，酒送下。

4）熟地黄

【性味与归经】甘，微温。归肝、肾经。

【功能与主治】滋阴补血，益精填髓。用于肝肾阴虚，腰膝酸软，骨蒸潮热，盗汗遗精，内热消渴，血虚萎黄，心悸怔忡，月经不调，崩漏下血，眩晕，耳鸣，须发早白。

【用法与用量】9～15g。

利血生精：熟地黄20g，与米同煮，煮熟后以酥油20g，蜂蜜10g，一同炒香放入，再煮熟食下。此方名"地黄粥"。

病后虚汗（口干心躁）：熟地黄150g，加水三碗煎成一碗半，分3次服，1天服完。

5）当归

【性味与归经】甘、辛，温。归肝、心、脾经。

【功能与主治】补血活血，调经止痛，润肠通便。用于血虚萎黄，眩晕心悸，月经不调，经闭痛经，虚寒腹痛，肠燥便秘，风湿痹痛，跌仆损伤，痈疽疮疡。酒当归活血通经，用于经闭痛经、风湿痹痛、跌仆损伤。

【用法与用量】4.5～9g。

烫伤溃烂成疮：用麻油120g，煎当归30g至焦黄，去渣留油，加入黄蜡30g，搅成膏，等冷定后，取膏摊贴患处。

6）白芍

【性味与归经】苦、酸，微寒。归肝、脾经。

【功能与主治】平肝止痛，养血调经，敛阴止汗。用于头痛眩晕，胁痛，腹痛，四肢挛痛，血虚萎黄，月经不调，自汗，盗汗。

【用法与用量】6～15g。

【注意】不宜与藜芦同用。

腹中虚痛：白芍9g，炙甘草3g，加水2碗，煎成1碗温服。夏月加黄芩1.5g，恶寒加肉桂3g，冬月大寒再加桂3g。

消渴：白芍、甘草等分为末，每用3g，水煎服，1日服3次。有特效。

鼻血不止：用白芍研细，每服两匙，水送下。

7）麦冬

【性味与归经】甘、微苦，微寒。归心、肺、胃经。

【功能与主治】养阴生津，润肺清心。用于肺燥干咳，虚劳咳嗽，津伤口渴，心烦失眠，内热消渴，肠燥便秘，咽白喉。

【用法与用量】6～12g。

8）枸杞子

【性味与归经】甘，平。归肝、肾经。

【功能与主治】滋补肝肾，益精明目。用于虚劳精亏，腰膝酸痛，眩晕耳鸣，内热消渴，血虚萎黄，目昏不明。

【用法与用量】6～12g。

9）杜仲

【性味与归经】甘，温。归肝、肾经。

【功能与主治】补肝肾，强筋骨，安胎。用于肾虚腰痛，筋骨无力，妊娠漏血，胎动不安；高血压症。

【用法与用量】6～9g。

肾虚腰痛：用杜仲去皮，炙黄，煎汁，放入羊肾三四片，煮开几次，加上椒盐做羹，空腹服。

10）淫羊藿

【性味与归经】辛、甘，温。归肝、肾经。

【功能与主治】补肾阳，强筋骨，祛风湿。用于阳痿遗精，筋骨痿软，风湿痹痛，麻木拘挛；更年期，高血压症。

【用法与用量】3～9g。

虚火牙痛：淫羊藿煎汤，不时漱口，很见效。

阳痿，腰膝冷，或偏风不遂：淫羊藿泡酒，常饮服，此方名"仙灵脾酒"。

11）山茱萸

【性味与归经】酸、涩，微温。归肝、肾经。

【功能与主治】补益肝肾，涩精固脱。用于眩晕耳鸣，腰膝酸痛，阳痿遗精，遗尿尿频，崩漏带下，大汗虚脱，内热消渴。

【用法与用量】6～12g。

12）金樱子

【性味与归经】酸、甘、涩，平。归肾、膀胱、大肠经。

【功能与主治】固精缩尿，涩肠止泻。用于遗精滑精，遗尿尿频，崩漏带下，久泻久痢。

【用法与用量】6～12g。

痈肿：金樱子嫩叶捣极烂，加盐少许涂肿处，留出疮头透气。

补血益精：金樱子（去刺及子，焙过)120g，砂仁 60g，共研为末，加炼蜜和成丸子，如梧子大，每服 50 丸，空腹服，温酒送下。

（三）常见证候

（1）劳伤中气

症状：气短、乏力、神疲、消瘦、纳减、腹泻便溏、脏器下垂。

治法：补中益气。

方药：补中益气汤（黄芪、党参、白术、柴胡、升麻、炙甘草、当归）。

（2）心脾两虚

症状：心悸、健忘、失眠、多梦、纳呆、便溏、倦怠乏力。

治法：健脾益气，养心安神。

方药：归脾汤（黄芪、党参、白术、当归、龙眼肉、茯神、远志、酸枣仁、木香、生姜、红枣）。

（3）肾精不足

症状：腰痛、眩晕、耳鸣、遗精、早泄、习惯性流产。

治法：补肾填精。

方药：右归丸（熟地黄、附子、肉桂、山药、山茱萸、菟丝子、当归、鹿角胶、枸杞子、杜仲炭）。

五、痰饮

痰和饮都是水液代谢障碍而形成的产物。

积水成饮，其质地清稀。

饮凝成痰，其质地稠厚。

肺主宣降，通调水道

脾主运化，水精四布

肾主气化，蒸化水液

六淫、七情
饮食、劳逸 } 失职 → 水液代谢障碍 → 痰饮

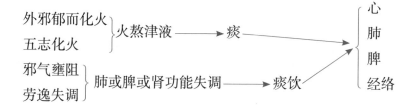

外邪郁而化火
五志化火 } 火熬津液 ————→ 痰

邪气壅阻
劳逸失调 } 肺或脾或肾功能失调 ————→ 痰饮

心
肺
脾
经络

（一）致病特点（随气而行，无所不至）

（1）有形之痰

1）有形之痰在肺，则咳喘、痰多。

2）有形之痰在脾胃，则呕吐痰涎、脘腹痞闷、身重。

3）有形之痰在筋骨经脉，则瘿瘤、痰核、流注、痈疽。

（2）无形之痰

1）无形之痰在心脑，则心悸、神昏、失眠、癫狂。

2）无形之痰在肝，则积聚、面青、眩晕、动风、身重。

3）无形之痰在咽喉，则咽中异物感（梅核气）。

4）无形之痰在四肢，肢体麻木或疼痛、半身不遂。

（3）饮证

1）饮在肌肤（溢饮），则肢体水肿、身重无汗。

2）饮在胸胁（悬饮），则咳嗽引胁痛、胸胁胀满。

3）饮在胸膈（支饮），则胸闷、咳喘不得卧。

4）饮在肠间（痰饮），则肠鸣、腹满、口干、食少。

（二）常用治法和方药

（1）化痰止咳

适用于：有形之痰，在肺、脾胃。

方剂：清气化痰丸，二陈汤。

中药：法半夏、瓜蒌、陈皮、杏仁、茯苓、胆南星、竹茹、浙贝母、桔梗、紫菀、款冬花、百部。

（2）化痰散结

适用于：痰饮在筋骨经脉、咽喉、肝。

方剂：海藻玉壶丸，半夏厚朴汤，鳖甲煎丸。

中药：昆布、瓜蒌、胆南星、百部。

（3）化痰开窍

适用于：痰饮在心脑。

方剂：菖蒲郁金汤，温胆汤。

中药：远志、郁金、胆南星、法半夏。

（4）化痰通络

适用于：痰饮在筋骨经脉、咽喉、肝。

方剂：海藻玉壶丸，半夏厚朴汤，鳖甲煎丸。

中药：昆布、瓜蒌、胆南星、百部。

（三）诸饮证治

1）溢饮：大青龙汤，小青龙汤。

2）悬饮：十枣汤，泽泻汤。

3）支饮：葶苈大枣泻肺汤，泽泻汤。

4）痰饮：己椒苈黄汤。

六、瘀血

瘀血，又称蓄血、恶血、败血。

因瘀致病，称"血瘀"。

因病致瘀，称"瘀血"。

气虚、气滞 ┐血行不畅 ┐

血寒、血热 ┘脉内迟缓 ┘→ 瘀血

七情内伤 ┐

跌打损伤 ┤血离经脉

气虚失摄 ┤积存体内

血热妄行 ┘

（一）致病特点

（1）疼痛，刺痛，固定，昼轻夜重，病程长。

（2）肿块，固定，表皮青紫，质硬，压痛。

（3）出血，血色紫暗或夹有瘀块。

（4）发绀，面部、口唇、爪甲青紫。

（5）舌质紫暗，或有瘀斑、瘀点（最敏感）。

（6）脉细涩沉弦或结代。

（7）其他，面色黧黑、肌肤甲错、皮肤紫癜、善忘、狂躁、昏迷。

（二）辨证要点

（1）有瘀血特征。

（2）发病有外伤、出血、月经胎产史。

（3）瘀血征象虽不太明显，但是屡治无效；或无瘀血征象之前久治不愈。

（4）久病入血、入络，考虑有瘀血存在。

（三）常见证治和常用药物

（1）常见证治

1）瘀血在心：心悸、胸闷、口唇爪甲青紫，治以血府逐瘀汤。

2）瘀血在脑：发狂、善忘、失眠，治以通窍活血汤。

3）瘀血在肝：胁肋痞块，治以少腹逐瘀汤。

4）瘀血在肢末：如脱骨疽，治以四妙勇安汤。

5）瘀血在胞宫：小腹疼痛、宫外孕，治以桃红四物汤。

（2）常用药物

1）活血药：川芎、红花、牛膝、乳香、没药。

2）破血药：三棱、莪术、水蛭、桃仁。

3）止血药：仙鹤草、茜草、三七、艾叶、炮姜。

4）补血药：阿胶、熟地黄、当归、白芍、何首乌。

5）凉血药：赤芍、牡丹皮、生地黄、紫草、玄参。

6）瘀血痛：乳香、没药、五灵脂、蒲黄、三七、当归尾、赤芍、延胡索。

7）瘀血肿：桃仁、红花、苏木、三棱、莪术。

8）陈旧瘀血：水蛭、土鳖虫。

9）瘀阻脉络出血：①凉血：生地黄、赤芍、牡丹皮。②化瘀：益母草、蒲黄、泽兰。③止血：仙鹤草、白及、地榆、大蓟、小蓟、侧柏叶。

附　《医学传心录》引经药

手足太阳经，藁本羌活行。

少阳厥阴地，总用柴胡去。

手足阳明经，白芷升（麻）葛根。

肺（白）芷升（麻）葱用，脾升（麻）白芍应。

心经黄连使，肾独加桂灵。

分经用此药，愈病即通神。

附 《医学传心录》用药传心赋

用药之妙，如将用兵。兵不在多，独选其能；药不贵繁，惟取其效。要知黄连清心经之客火，黄柏降相火之游行。黄芩泻肺火而最妙，栀子清胃热而如神（炒黑止血）。芒硝通大便之结燥，大黄乃荡涤之将军。犀角解乎心热，牛黄定其胆惊。连翘泻六经之火，菊花明两目之昏。滑石利小便之结滞，石膏泻胃火之炎蒸。山豆根解热毒而治喉痹，桑白皮泻肺邪而利水停。龙胆治肝家之热，瞿麦利膀胱之淋。鳖甲治疟而治癖，龟板补阴而补心。茵陈治黄疸而利水，香薷治霍乱以清襟。柴胡退往来之寒热，前胡治咳嗽之痰升。元参治结毒痈疽，清利咽膈。沙参补阴虚嗽，保定肺经。竹叶、竹茹治虚烦而有效。茅根、藕节止吐衄而多灵。苦参治发狂痈肿，地榆止血痢血崩。车前子利水以止泻，瓜蒌仁降痰以清襟。秦艽去骨蒸之劳热，丹皮破积血以行经。熟地补血而疗损，生地凉血以滋阴。白芍药治腹疼，补而收，而烦热上除；赤芍药通血瘀，散而泻，而小腹可利。麦冬生脉以清心，上而止嗽；天冬消痰而润肺，下走肾经。地骨皮治夜热之劳蒸，知母退肾经之火沸。葛根止渴而解肌，泽泻补阴而渗利。兹乃药性之寒，投剂须当酌意。

又闻热药可以温经。麻黄表寒邪之汗，官桂治冷气之侵。木香调气治腹痛，沉香降气治腰疼。丁香止呕，暖胃家之冷；藿香止吐，壮胃脘以温。吴茱萸走小腹疗寒疼，山茱萸壮腰肾以涩精。豆蔻、砂仁理胸中之气食，腹皮、厚朴治腹内之胀膨。白豆蔻开胃口而去滞，元胡索治气血而亦调经。附子回阳，救阴寒之药；干姜治冷，转脏腑以温。草果消溶宿食，槟榔去积推陈。苁蓉壮阳而固本，鹿茸益肾而生精。锁阳子最止精漏，菟丝子偏固天真。没药、乳香散血凝之痛，二丑、巴豆攻便闭之屯。紫苏散风寒，子能降气；川椒退蛔厥，核治喘升。五灵脂治心腹之血痛，大茴香治小肠之气痛。此热药之主治，分佐使与君臣。

论及温药，各称其能。甘草为和中之国老，人参乃补气之元神。葶苈降肺喘而利水，苦甜有别；茯苓补脾虚而利渗，赤白须分。黄芪补卫而止汗，山药益肾而开心。莪术、三棱消积坚之痞块，麦芽、神曲消饮食而宽膨。顺气化痰陈皮可用，宽中快膈枳壳当行。白术健脾而去湿，当归补血以调经。半夏治痰燥胃，枳实去积推陈。川芎治头疼之要药，桃仁破瘀血之佳珍。艾叶安胎而治崩漏，香附顺气而亦调经。杏仁止风寒之嗽，五味敛肺气之升。防风乃诸风之必用，荆芥清头目而疗崩。山楂消肉食之积，细辛止少阴头疼。紫薇花通经而堕胎，酸枣仁敛汗而安神。藁本止头疼于巅顶之上，桔梗载药物有舟楫之能。杜仲壮腰膝而补肾，红花苏血晕而通经。兹温药之性气，学者必由是而遵循。

既已明于三者，岂不悉举其平。常山使之截疟，阿魏用之消癥。防己、木瓜除下焦之湿肿，菖蒲、远志通心腹之神明。壮腰膝莫如虎骨，定惊悸当用茯神。阿胶止嗽而止血，牡蛎涩汗而涩精。羌活散风，除骨节之疼；冬花止咳，降肺火之升。独活、寄生理脚膝之风湿，薄荷、白芷散头额之风疼。木贼、蒺藜退眼睛之浮翳，元明、海粉降痰火之升腾。青皮伐木，紫菀克金。五加皮消肿而活血，天花粉止渴而生津。牛蒡子清咽喉之不利，薏苡仁理脚气之难行。琥珀安神而利水，朱砂镇心而定惊。贝母开心胸之郁，而治结痰；百合理虚劳之嗽，更医蛊毒。升麻提气而散风，牛膝下行而壮骨。利水须用猪苓，燥湿必当苍术。枸杞子明目以生精，鹿角胶补虚而大益。天麻治诸风之掉眩，木通治小便之秘涩。天南星最治风痰，莱菔子偏医面食。此乃药性之提纲，用作传心之秘术。

第三章

辨证用方是路径

我们常说中医临床思维的方式是辨证论治。在传统教科书中，辨证论治的提纲有"六经辨证""八纲辨证""卫气营血辨证""三焦辨证""脏腑辨证""病因辨证"。其中，病因辨证上面已阐述；卫气营血辨证及三焦辨证主要是针对外感热病及传变的；六经辨证实际是三阴三阳辨病的古老的外感杂病方法；八纲辨证是为中医辨证教学作基本分解的方法，不能直接用于临床。脏腑辨证是辨证论治的中心，也是西医易于理解、接受与沟通的辨证方法。本章将结合治法方药一并插入其中介绍给读者，是少而精的，是易于应用实践的方法，现介绍如下。

第一节　心与小肠病证治

一、心与小肠的生理功能

心的生理功能有心主血脉、心主神志等。

小肠的生理功能有主化物、泌清别浊，即消化吸收及大小便的调节。

二、心与小肠病的常见症状

心病的主要症状是血液运行障碍和思维意识活动异常，如心悸怔忡、胸闷胸痛、失眠健忘、神志痴呆、语无伦次、昏迷等。

小肠病的主要症状是消化功能障碍和大小便异常，如肠鸣腹胀、腹泻、少尿等。

三、证治

（一）心气虚证治

1. 病因

久病体虚
年高体弱 ⎫
禀赋不足 ⎬ 心气亏虚
汗下太过 ⎭

2. 病症分析

鼓动力弱，血脉不充——→心悸、气短、神疲。

劳则耗气——→活动后诸证加重。

血行无力，不能上荣——→面白舌淡。

不能固摄肌表——→自汗。

无力鼓脉——→脉虚无力。

3. 治法

本证治宜补益心气。

4. 方剂

方选养心汤，补心气兼养心血。

黄芪、当归：补气兼补血 　　　　　　　　君

人参、茯苓、川芎：益气安神，调畅气血 　臣

半夏：燥湿和胃 　　　　　　　　　　⎫
远志、茯神：宁心安神 　　　　　　　⎬
柏子仁、酸枣仁、五味子：养心安神 　⎪　佐
肉桂：温运阳气，鼓舞气血生长 　　　⎭

炙甘草：调和诸药 　　　　　　　　　　　使

5. 常用药物

1）补心气药：黄芪、党参、人参、太子参、炙甘草等。

2）养心安神药：酸枣仁、远志、茯神、柏子仁、夜交藤、五味子等。

3）重镇安神药：磁石、龙骨、朱砂、珍珠母、琥珀等。

（二）心阳虚证治

1.病因

心阳虚证多由心气虚证发展而来。

气虚为阳虚之渐，阳虚为气虚之甚，重在"悸"。

在心气虚证基础上，因寒（全身虚寒）而瘀（闷痛）而肿，重在"寒"。

2.病症分析

不能温煦机体————▶形寒肢冷。

血行不畅，心脉阻滞————▶胸闷或疼痛。

不能温化水液————▶下肢浮肿。

血行瘀阻————▶唇舌暗淡。

鼓脉无力或脉气不相接续————▶脉弱或结代。

3.治法

本证治宜温通心阳。

4.方剂

方选保元汤。

人参、黄芪：温阳补气		君
肉桂：入心温补心阳		臣
生姜：辛温助阳		佐
炙甘草：补中益气并调和诸药		佐使

5.常用药物

常用补心阳药物有桂枝、附子、肉桂、干姜等。

（三）心阳暴脱证治

1.病因

本证由心阳虚发展而来，因阳气虚极而欲脱。

2. 病症分析

肌表失摄，心液外脱——→大汗淋漓。

机体失温煦——→四肢厥冷。

宗气泄——→呼吸微弱。

神失所主——→神志模糊或昏迷。

阳气欲脱无力鼓脉——→脉微欲绝。

3. 治法

本证治宜回阳救逆。

4. 方剂

方选四逆汤或参附汤。

附子：补命门真火　　　　　　君

干姜：助附子补阳　　　　　　臣

炙甘草：温中益气调和药性　　佐使

（四）心血虚证治

1. 病因

本证因血液生化不足、失血或七情内伤暗耗阴血。

2. 病症分析

心失所养——→心悸。

心神失养——→多梦，健忘。

脑髓失养——→头晕。

血不上荣——→面色白或黄。

血脉不充——→脉细。

3. 治法

本证治宜养心血，安心神。

4. 方剂

方选人参养荣汤。

人参：大补元气，以资气血生化之源　　君

黄芪、白术、茯苓、甘草：益气健脾 ⎫
白芍、当归、熟地黄：补心血　　　⎭ 臣

远志、五味子：安神　　　　　　⎫
桂心：温阳，以助气血生化　　　⎬　　　佐
陈皮：理气，使补而不腻　　　　⎭

5. 常用药物

常用补心血药有当归、熟地黄、白芍、鸡血藤、阿胶、首乌等。

（五）心阴虚证治

1. 病因

本证因久病耗伤阴液，或七情内伤耗伤心阴，或心血虚所致。

2. 病症分析

心失所养，心不藏神——➤心悸、健忘、失眠多梦。

虚火内生——➤潮热盗汗、五心烦热　舌红少苔、脉细数。

心血虚的特点是"色淡"，心阴虚特点是"有热"。

3. 治法

本证治宜滋阴清热，养心安神。

4. 方剂

方选天王补心丹。

生地黄：重用，滋肾水以补阴　　　君

玄参、天冬、麦冬：滋阴清虚热 ⎫
丹参、当归：补血养血　　　　 ⎭ 臣

人参、茯苓：益气宁心　　　　⎫
酸枣仁、五味子、柏子仁　　　⎬　　佐
远志、朱砂：养心安神　　　　⎭

桔梗：载药上行　　　　　　　　使

5. 常用药物

常用养心阴药有麦冬、阿胶、玉竹、天冬、五味子、白芍等。

（六）心火炽盛证治

1. 病因

七情郁久化火、六淫内郁化火、过食辛辣温补均可导致心火炽盛。

2. 病症分析

热扰心神——➤心烦、失眠，甚则狂躁、谵语。

热伤津液——➤口渴、尿黄、便秘。

开窍于舌——➤舌体糜烂、疼痛。

灼伤血脉，逼血妄行——➤吐血、衄血。

面赤、舌红苔黄、脉数——➤内热炽盛之象。

3. 治法

本证治宜清心降火。

4. 方剂

方选导赤散。

木通：既清心降火，又利水通淋，以导热下行　　　　君

生地黄：清心火而生津，与木通配伍，利尿而不伤阴　臣

竹叶：清心除烦

生甘草：调和诸药　　　　　　　　　　　　　　　佐使

心火上炎之重证可用泻心汤（大黄、黄连、黄芩）。

5. 常用药物

常用清心火药有竹叶、莲子心、黄连、山栀子、木通、滑石、生地黄、牡丹皮、灯心草等。

（七）心血瘀阻证治

1. 病因

本证由心气虚或心阳虚发展而来，因阳气不足，血行无力，致瘀血内阻。

2. 病症分析

瘀血阻滞心脉，不通则痛——➤胸闷或刺痛，重者剧痛。

血瘀阻络（全身脉络）——→舌紫暗或见瘀点瘀斑，脉涩或结代。

3. 治法

本证治宜活血化瘀。

4. 方剂

方选血府逐瘀汤。

桃仁、红花：活血化瘀　　　　　　　君

当归：养血活血

川芎：行气活血 ⎫

柴胡：疏肝行气 ⎬ 气行则血行 ⎬ 臣

枳壳：化滞行气 ⎭

桔梗：载药上行

赤芍、牛膝、生地黄：活血凉血　　佐

甘草：调和诸药　　　　　　　　　使

5. 常用药物

常用活血化瘀药有丹参、桃仁、红花、川芎、三七、赤芍、毛冬青、银杏叶、山楂等。

（八）痰迷心窍证治

1. 病因

七情所伤，肝气郁结，或感受湿浊之邪，阻塞气机，均导致气郁痰凝，蒙蔽心窍。

2. 病症分析

痰蒙心窍——→心主神志失常——→意识模糊或昏迷。

痰涎壅盛——→喉有痰鸣，苔白腻，脉滑。

3. 治法

本证治宜涤痰开窍。

4. 方剂

方选导痰汤（苏合香丸）。

半夏：燥湿化痰　　　　　　君

胆南星：燥湿化痰　　　　　　臣

陈皮：燥湿化痰，理气健脾 ⎱

枳实：理气消积　　　　　　　佐

茯苓：健脾渗湿 ⎰

甘草：调和诸药　　　　　　　使

5. 常用药物

1）常用化痰药：半夏、陈皮、苍术、厚朴、川贝母、白芥子、白附子等。

2）常用豁痰药：胆南星、天竺黄、竹沥、礞石等。

（九）痰火扰心证治

痰迷心窍与痰火扰心均以神志异常为主。前者以淡漠痴呆为主，较安静，热象不显；后者思维混乱、烦躁不安、狂躁妄动，热象明显。

1. 病因

情志过极，气机郁结，或致痰凝，或致气郁化火，均可使痰火交结，扰乱心神。

2. 病症分析

影响心主血脉功能——→心悸胸闷。

扰乱心神——→轻则烦躁不寐，多梦易惊，重则狂躁谵语，哭笑无常，甚则昏迷。

痰浊壅盛——→吐痰，喉间痰鸣。

火热内盛，并伤津液——→痰黄，发热口渴，面红气粗，尿黄便秘。

痰火内盛之象——→舌红苔黄腻，脉滑数。

3. 治法

本证治宜清心豁痰。

4. 方剂

方选礞石滚痰丸。

礞石：攻逐陈积老痰　　　　　君

大黄：清热泻下　　　　　　　臣

黄芩：泻火清热　　　　　　　　佐

沉香：理气以化痰　　　　　　　使

5. 常用药物

常用开窍药有石菖蒲、郁金、麝香等。

（十）小肠实热证治

1. 病因

本证因心热炽盛，移热小肠所致。

2. 病症分析

心火炽盛，热扰心神────心烦。

开窍于舌────口舌生疮。

小肠实热────小便赤涩，尿道灼痛，尿血。

3. 治法

本证治宜清利实热。

4. 方剂

方选导赤散。

木通：既清心降火，又利水通淋以导热下行　　　君

生地黄：清心火而生津，与木通配伍，利尿而不伤阴　　臣

竹叶：清心除烦 ⎫

生甘草：调和诸药 ⎭　　　　　　　　　佐使

第二节　肺与大肠病证治

一、肺与大肠的生理功能

肺的生理功能有肺主气，司呼吸，肺主宣发肃降，通调水道，肺

朝百脉，主治节，肺外合皮毛，开窍于鼻，与大肠相表里。

大肠的生理功能是主传导，排泄糟粕。

二、肺与大肠病的常见症状

肺病的常见症状有咳嗽、气喘、胸痛、咯血。

大肠病的常见症状有泄泻、便秘。

三、证治

肺的虚证包括肺气虚证和肺阴虚证。

肺的实证包括风寒束肺证、风热犯肺证、燥邪伤肺证、痰热壅肺证和痰湿阻肺证。

大肠的虚证为大肠津亏证。大肠的实证包括大肠湿热证和大肠热结证。

（一）肺气虚证治

1. 病因

久咳久喘、禀赋不足、他脏病变，均可导致肺气虚证，常见于慢性支气管哮喘、肺气肿。

2. 病症分析

肺气虚，呼吸功能减弱——➤咳嗽乏力、痰清稀、气短而促、语声低微、倦怠懒言、面白无华。

卫表不固，防御功能降低——➤自汗、畏风、易于感冒。

气虚征象——➤舌淡苔白、脉虚弱。

3. 治法

本证治宜补益肺气。

4. 方药

方选保元汤，或四君子汤、补肺汤。

黄芪、人参：补肺益气　　　　　　　　君

肉桂：温肺化饮

炙甘草：甘温补中　　　　　　　　　　臣

（二）肺阴虚证治

1. 病因

久咳伤阴，或痨虫袭肺，或邪热恋肺，可致肺阴耗伤，出现肺阴虚证，常见于慢性咽炎，肺结核。

2. 病症分析

干咳无痰或少痰，或痰中带血，声音嘶哑，口干咽燥——→肺阴不足，肺失滋养。

五心烦热、潮热盗汗、颧红、消瘦、舌红少苔或无苔、脉细数——→阴虚内热，伤津耗液。

3. 治法

本证治宜滋阴润肺。

4. 方药

方选百合固金汤。

百合、生地黄、熟地黄：滋养肺胃　　君

麦冬：润肺止咳

玄参：滋肾清热　　　　　　　　　　　臣

当归、白芍：养血和阴

川贝母、桔梗：清肺化痰　　　　　　　佐

甘草：调和诸药　　　　　　　　　　　使

（三）风寒束肺证治

1. 病因

外感风寒，肺卫失宣可致风寒束肺证，常见于冬季。

2. 病症分析

风寒在表，卫阳被郁——→恶寒发热、头痛、身痛。

肺失宣降，肺气上逆——→咳嗽、痰稀色白、鼻塞流清涕。

风寒在表的征象——→舌苔薄白、脉浮紧。

3. 治法

本证治宜解表散寒，宣肺化痰。

4. 方药

方选杏苏散。

苏叶、前胡：发散风寒，宣肺化痰　　　　君

北杏仁、桔梗、枳壳：疏肺降气　　　　　臣

茯苓、法半夏、陈皮：理气化痰　　　　　佐

生姜、大枣：调和营卫 ⎫
　　　　　　　　　　　　 ⎬　　　　　　使
甘草：调和诸药　　　　 ⎭

（四）风热犯肺证治

1. 病因

外感风热，肺卫失宣，可致风热犯肺证，常见于春夏季。

2. 病症分析

风热在表，正邪相争——→发热、恶风、口微渴。

肺气不宣，痰热内盛——→咳嗽、痰黄稠、咯痰不爽。

风热在表的征象——→舌苔薄黄干，脉浮数。

3. 治法

本证治宜疏风清热，宣通肺气。

4. 方药

方选桑菊饮。

桑叶、菊花、薄荷：辛凉疏风清热　　　　　君

北杏仁、桔梗、甘草：疏肺降气 ⎫
　　　　　　　　　　　　　　　 ⎬　　　　臣
连翘、芦根：清热生津　　　　　⎭

（五）燥邪伤肺证治

1. 病因

秋令燥邪犯肺，耗伤肺津，可致燥邪伤肺证，多见于秋季。

2. 病症分析

燥邪耗伤肺津──➤干咳无痰，或痰少而黏，不易咳出。

燥邪在表，伤于肺卫──➤发热、恶寒。

燥邪化火，灼伤肺络──➤胸痛咳血。

燥邪在表──➤舌苔薄黄、脉浮数。

3. 治法

本证治宜清燥润肺。

4. 方药

方选桑杏汤。

桑叶：清宣燥热　⎫
杏仁：宣肺止咳　⎭　　　　　　　　　　　君

沙参、梨皮：润肺生津　⎫
淡豆豉：宣肺除烦　　　　⎪
浙贝母：清热化痰止咳　　⎬　　　　　　臣
栀子：清泻肺热　　　　　⎭

（六）痰热壅肺证治

1. 病因

温热之邪壅肺可致痰热壅肺证，多见于肺部感染。

2. 病症分析

痰热壅肺，煎液成痰，宣降失常或痰热灼伤肺络，血腐化脓──➤咳嗽、气喘、痰多而黄稠、胸痛或见咳吐脓臭痰、咳血、咯血。

痰热内盛──➤发热、口渴、小便黄、大便秘结。

痰热内盛之征象──➤舌红、苔黄腻、脉滑数。

3. 治法

本证治宜辛凉清泄，清肺平喘。

4. 方药

方选麻杏石甘汤。

麻黄：宣肺平喘　　　　　　　　　　君

石膏：清泄肺热
北杏仁：降泄肺卫，助麻黄平喘 } 臣
甘草：调和诸药 　　　　　　　　使

（七）痰湿阻肺证治

1. 病因

久咳伤肺，肺不布津，或脾虚生湿，输布失常，或感受寒邪，肺失宣降，均可致痰湿阻肺证。

2. 病症分析

痰湿阻肺，肺气上逆——➤咳嗽、痰多质黏、色白易咯、胸闷，或见气喘、喉中痰鸣。

痰湿内阻之征象——➤舌淡苔白腻、脉滑。

3. 治法

本证治宜燥湿化痰。

4. 方药

方选二陈汤。

法半夏、陈皮：燥湿化痰　　　君

茯苓：健脾渗湿　　　　　　　臣

炙甘草：调和诸药　　　　　　使

（八）大肠津亏证治

1. 病因

热病后，或汗吐下后，肠道津亏矢润，可致大肠津亏证，常见于习惯性便秘、慢性结肠炎。

2. 病症分析

大肠津亏，失于滋润——➤大便干结、排便困难。

胃气失降，浊气上逆——➤口臭、头晕。

阴液亏损，兼有内热之征象——➤口干咽燥、舌红、少津、苔黄燥、脉细。

3. 治法

本证治宜润肠通便。

4. 方药

方选麻子仁丸。

火麻仁：质润多脂，润肠通便　　　君

杏仁：降气润肠

白芍：养阴和里

臣

枳实：破结

厚朴：除满

大黄：通下

佐

蜂蜜：缓下　　　　　　　　　　使

（九）大肠湿热证治

1. 病因

饮食不节，或过食辛辣，或食用不洁，使暑湿热毒侵犯肠胃，可致大肠湿热证，常见于急性肠炎、急性痢疾。

2. 病症分析

湿热蕴结大肠，气机阻滞，湿热损伤大肠血络——→腹痛、里急后重、大便脓血。

湿热下注大肠，传导失职——→泄泻秽浊、肛门灼热。

湿热内壅——→或发热、口渴、小便短赤、舌红、苔黄腻、脉滑数。

3. 治法

本证治宜清热解毒，凉血止痢。

4. 方药

方选白头翁汤。

白头翁：清血分之湿热，为治热毒赤痢之要药　　　君

黄连、黄柏：清热解毒，泻火而坚阴止痢

秦皮：清下焦湿热止痢

臣

（十）大肠热结证治

大肠热结是指邪热结于大肠所致的实热证候。

1. 病因

素体阳盛火旺，过吃辛辣厚味，肺移热于大肠，使燥热实火结于大肠，大肠腑气不通。

2. 病症分析

胃肠热结，大便传导难行——→大便干结。

腑气不通——→腹痛胀满，拒按。

里热蒸腾——→身热口渴喜冷饮。

邪热上扰——→口舌生疮。

热盛津伤——→小便短赤。

邪热内结——→舌红苔黄起芒刺，脉沉实而滑。

3. 治则

本证治宜峻下热结。

4. 方药

方选大承气汤（大黄、枳实、厚朴、芒硝）。

大黄：泻热通便，荡涤肠胃 　　　　　　　　君

芒硝：助大黄泻热通便，并软坚润燥 　　　　臣

厚朴、枳实：行气散结，消痞除满 　　　　　佐使

第三节　脾与胃病证治

一、脾与胃的生理功能

脾的主要生理功能是主运化、主统血（统摄约束血液运行）、主升清。

胃的主要生理功能是主受纳、主腐熟、主降浊。

脾与胃相表里。两者共同完成食物的消化吸收、输布、排泄；营养与水液的代谢；血液的统摄；内脏及液态物质的升提、保持作用等。

二、脾与胃病的常见症状

脾胃病的主要症状有消化不良，如纳差、腹胀等；营养不良，如消瘦、贫血等；水液代谢障碍（诸湿肿满）；出血；内脏下垂；消化道不适，如胃脘胀闷疼痛、呕吐、呃逆、大便秘结等。

三、证治

（一）脾气虚证治

1. 病因

饮食失调，情志失调，过度劳倦，病久体虚，其他疾病，均可导致脾气亏虚。

2. 病症分析

运化失职——→纳少，脘腹胀满，消瘦，便溏。

气血生化不足——→少气懒言，四肢倦怠、面色萎黄。

脾气虚——→舌淡苔白，脉缓弱。

3. 治法

本证治宜健脾益气。

4. 方剂

方选四君子汤。

人参：大补元气，健脾益胃		君
白术：健脾燥湿	促脾运化	臣
茯苓：健脾渗湿		佐
炙甘草：甘温调中		使

5. 常用药物

常用健脾补气药物有党参、黄芪、茯苓、白术、山药、薏苡仁、扁豆、陈皮、大枣、炙甘草等。

（二）脾阳虚证治

1. 病因

脾气虚，脾阳受损，或过食生冷、寒凉，或肾阳虚，火不暖土，均可致人脾阳虚。

2. 病症分析

运化失职——→纳少腹胀，便溏，或浮肿，或带下量多。

阳虚阴盛，寒凝气滞——→腹痛喜温喜按。

阳虚肢体失温煦——→形寒肢冷。

阳虚、水寒之气内盛——→舌淡苔白润，脉沉迟无力。

3. 治法

本证治宜温中健脾。

4. 方剂

方选理中丸。

干姜：温脾胃	君
人参：大补元气，助脾运化	臣
白术：健脾燥湿	佐
炙甘草：益气和中	使

5. 常用药物

常用温脾阳药物有附子、干姜、肉豆蔻、草果、木香、益智仁、吴茱萸、生姜、丁香等。

（三）中气下陷证治

1. 病因

脾气虚可致中气下陷证。

2. 病症分析

脾气虚——→升清无力——→脘腹坠胀，久泻，肛门坠胀，内脏下垂等。

3. 治法

本证治宜补中益气升提。

4. 方剂

方选补中益气汤。

黄芪：益气 　　　　　　　　　　　　　　　君

人参、白术、炙甘草：益气健脾 　　　　　臣

橘皮：理气 ⎫

当归：补血 ⎭ 　　　　　　　　　　　　　佐

升麻、柴胡：升举清阳 　　　　　　　　　使

5. 常用药物

常用升提药有升麻、柴胡、桔梗等。

（四）脾不统血证治

1. 病因

脾不统血证由脾气虚或脾阳虚发展而来。

2. 病症分析

脾气虚——→统摄失职——→血不归经而溢于脉外——→各种慢性反复性出血。

3. 类证鉴别

脾不统血之出血多为慢性反复性出血，血色较淡或暗，伴脾气虚的症状。

肝不藏血之出血一般来势较猛，多为突然涌出，以热证居多，伴肝郁肝火的症状。

血热妄行之出血一般起病较急，出血量多，血色鲜红。

瘀血阻遏之出血起病较缓，常兼气滞、寒凝，有瘀血表现。

4. 治法

本证治宜健脾益气，摄血。

5. 方剂

方选归脾汤。

人参、黄芪：补气升阳　　　　　　　　　　　　君

白术、甘草、生姜、大枣：甘温补脾益气 ⎫
　　　　　　　　　　　　　　　　　　　　⎬　臣
当归：补血养肝　　　　　　　　　　　　⎭

茯神、枣仁、龙眼肉、远志：养心安神 ⎫
　　　　　　　　　　　　　　　　　　⎬　佐
木香：理气醒脾，以防补气血药滋腻 　⎭

甘草：调和诸药　　　　　　　　　　　　使

6. 常用药物

常用收涩止血药有仙鹤草、蒲黄炭、乌贼骨、血余炭、地榆炭、三七、白茅根等。

（五）寒湿困脾证治

1. 病因

内湿过剩，脾阳被困，或外受湿邪，脾阳被困，或过食生冷寒凉，寒湿内停，困扰脾阳，均可致寒湿困脾。

2. 病症分析

湿邪困脾──→脾失运化──→纳差腹胀腹痛呕恶腹泻浮肿。

湿性黏滞重浊，湿邪流注──→头身困重，口黏不爽。

湿邪流注肌表──→浮肿。

寒湿内盛──→苔白腻或淡胖，脉濡缓。

3. 治法

本证治宜温中化湿。

4. 方剂

方选胃苓散、茵陈术附汤。

苍术、厚朴、陈皮、甘草：燥湿健脾（平胃散）。

茯苓、猪苓、泽泻、白术、桂枝：渗湿利水温阳（五苓散）。

茵陈术附汤适于阴黄以散寒除湿退黄。

5. 常用药物

苦温燥湿用苍术、厚朴、草果、半夏。

芳香化湿用藿香、佩兰、蔻仁、砂仁。

淡渗利湿用茯苓、薏苡仁、泽泻、猪苓。

利水通淋用木通、车前、萹蓄、滑石。

（六）脾胃湿热证治

1. 病因

外感湿热之邪，或过食肥甘厚味，酿成湿热，均可致湿热困脾。

2. 病症分析

湿热困脾，运化失职——▶纳差腹胀呕恶便溏。

湿热流注肢体——▶肢体困重。

湿热上泛——▶口黏而甜。

湿热流注下焦——▶大便溏泻不爽，小便短赤。

湿阻胆道，胆汁外溢——▶黄疸，皮肤发痒。

湿热浸淫肌肤——▶皮肤湿疹、疮疡等。

湿热交结——▶身热起伏，不为汗解。

湿热内盛——▶舌红，苔黄腻，脉濡数。

3. 治法

本证治宜清利湿热。

4. 方剂

方选连朴饮。

黄连、栀子：清热化湿　　　　　　　君

法半夏、厚朴、豆豉：行气化湿除满　臣

石菖蒲、芦根：清热和中　　　　　　佐使

湿热黄疸用茵陈蒿汤。

湿热皮肤湿疹疮疡用萆薢渗湿汤。

5. 常用药物

常用清热燥湿药有黄芩、黄连、黄柏、苦参。

（七）胃阴虚证治

1. 病因

阴精化生不足，或热病后伤津液，或肝火犯胃伤阴，或嗜食辛辣伤阴均可致胃阴不足。

2. 病症分析

胃失滋润，胃气不和——→胃脘隐痛，胃痞不舒。

胃失滋润，胃气上逆——→干呕呃逆。

虚热内生，热郁胃中——→饥不欲食。

咽喉失润——→口燥咽干。

大肠失润——→大便干结。

胃阴虚内热——→舌红少津，脉细数。

3. 治法

本证治宜养阴和胃。

4. 方剂

方选益胃汤。

麦冬：益胃生津　　　　　　　　　　君

沙参、生地黄、玉竹：滋阴养液　　　臣

冰糖：养胃和中　　　　　　　　　　　佐

虚热明显者，酌加黄连、芦根；便秘者，酌加当归、麻仁、郁李仁。

（八）寒凝胃脘证治

1. 病因

过食生冷寒凉，或外感寒邪，均可致寒凝胃脘。

临床上胃寒痛多由受寒或饮冷所致，多实证。虚寒而痛者，多与脾虚并存，故称脾胃虚寒，归入脾阳虚证，从脾论治。

2. 病症分析

胃气阻滞————→胃脘冷痛。

胃气阻滞，胃失和降————→呕吐清水。

阻遏阳气————→恶寒肢冷。

得温则寒散而痛减————→喜温。

内有寒邪、气机阻滞————→苔白，脉弦紧。

3. 治法

本证治宜温胃散寒。

4. 方剂

方选良附丸。

高良姜：温中散寒，止痛止呕　　　　君

香附：理气止痛，助高良姜散寒　　　臣

兼气滞明显者，酌加川楝子、延胡索、木香、青皮、陈皮、枳壳等；泛酸明显者，酌加乌贼骨、瓦楞子等。

5. 常用药物

常用温胃散寒药有桂枝、生姜、高良姜、吴茱萸等。

（九）胃火炽盛证治

1. 病因

嗜食辛辣肥厚，化热生火，或情志不遂，气郁化火，或邪热犯胃，均可致胃火炽盛。

2. 病症分析

灼伤胃脘————→胃脘灼热疼痛。

腐熟功能亢进————→胃中嘈杂，消谷善饥。

胃失和降，浊气上泛————→口臭泛酸，甚则呕吐。

热伤津液————→口渴喜冷饮，尿黄便结。

胃经上络齿龈，胃火循经上行————→牙龈肿痛。

热伤血络，迫血妄行————→齿衄。

舌红苔黄脉滑数————→内热炽盛之象。

3. 治法

本证治宜清泻胃火。

4. 方剂

方选清胃散。

黄连：清泻胃火　　　　　　　　　　　　　　　　　　君

生地黄：凉血止血，养阴生津 ⎫
　　　　　　　　　　　　　　⎬　　　　　　　　　　臣
牡丹皮：凉血清热，活血止痛 ⎭

当归：养血和血，以助消肿止痛　　　　　　　　　　　佐

升麻：清热解毒，宣达伏火，并引导诸药直达病所　　　使

5. 常用药物

常用清胃药有黄连、石膏、知母、黄芩、大黄等。

（十）食滞胃脘证治

1. 病因

暴饮暴食，或食不易消化食物，或脾胃虚失运化均可致宿食停滞胃脘。

2. 病症分析

阻滞气机──→胃脘胀闷或疼痛。

腐熟功能减弱──→不思饮食。

胃失和降──→呕吐，嗳气。

食积不化──→或呕吐物酸腐，或矢气酸臭，或泻下物臭秽。

脾胃同病，脾失健运──→便溏。

食浊内阻──→苔厚腻脉滑。

3. 治法

本证治宜消食导滞。

4. 方剂

方选枳实导滞丸。

大黄：攻积泻热　　　　　　　　　君

枳实：行气消积，导滞除满　　　　臣

黄芩、黄连：清热燥湿，止泻

茯苓、泽泻：利水渗湿，止泻　　　　　　　佐使

白术：健脾

神曲：消食

5. 常用药物

常用消食药有山楂、谷芽、麦芽、神曲、鸡内金、砂仁、枳实、枳壳等。

第四节　肝与胆病证治

一、肝与胆的生理功能

肝主藏血，主疏泄，主筋，其性升发，喜条达恶抑郁，与人的精神情志相关。肝开窍于目，在体合筋，其华在爪。

胆为"中清之府"，能贮藏、排泄胆汁，以助脾胃对食物的消化，并与情志有关。肝与胆相表里。

二、肝与胆病的常见症状

肝的病变以疏泄失职，气机不畅，气滞血瘀，风阳内动为主要病理改变。头胀痛、头晕、烦躁易怒，或精神抑郁、目疾、胸胁少腹胀痛、窜痛、四肢震颤、抽搐，以及月经不调、睾丸胀痛等为肝病常见症状。

胆病多表现为口苦、发黄、惊悸、胆怯、失眠及消化异常等。

发病演变过程：气郁——→化火——→阳亢——→动风。

三、证治

（一）肝血虚证治

1. 病因

生血不足，或失血过多，均可致肝血虚。

2. 病症分析

肝血不足，不能上养于脑——➤眩晕耳鸣、两目干涩、视物模糊、夜盲。

肝血不足，血不养筋——➤爪甲不荣、肢体麻木、筋脉拘挛。

肝血不足，血海空虚——➤月经量少或闭经。

血虚——➤面目无华、舌淡、脉细。

3. 治法

本证治宜补血养肝。

4. 方药

方选四物汤。

熟地黄：滋补养血 ⎫
当归：补血和血 ⎬ 君

白芍：敛阴和血 ⎫
川芎：活血行气 ⎬ 臣

（二）肝阴虚证治

1. 病因

情志不遂，气郁化火，灼伤阴液，均可致肝阴不足。

2. 病症分析

肺阴不足，不能上养头目——➤头晕头痛、耳鸣、两目干涩、视物模糊。

肺阴不足，筋脉失养——➤胁肋隐痛。

阴液不足，心神不宁——→咽干口燥、烦躁失眠。

阴虚内热——→五心烦热、潮热盗汗、舌红少津、脉弦细数。

3. 治法

本证治宜养阴疏肝。

4. 方药

方选一贯煎。

生地黄：滋养肝肾　　　　　　　　　　　君

沙参、麦冬、枸杞子：助生地黄滋阴 ⎫

当归：养血和肝　　　　　　　　　　⎬　臣

川楝子：疏肝理气 ⎭

（三）肝气郁结证治

1. 病因

肝气郁结证多因情志不遂，肝失疏泄所致。

2. 病症分析

肝气郁结，经脉不利——→情志抑郁，或急躁易怒、善太息、胸胁少腹胀闷窜痛。

肝气横逆犯脾，脾胃功能失调——→纳呆、嗳气。

肝气郁结，气血不畅，冲任失调——→月经不调、乳房胀痛。

肝病之舌脉——→舌淡红、苔白、脉弦。

3. 治法

本证治宜疏肝理气。

4. 方药

方选柴胡疏肝散。

柴胡：疏肝解郁　　　　　　　　　君

枳壳：疏畅气机 ⎫

　　　　　　　　　⎬　臣

白芍：益阴和里 ⎭

香附、川芎：行气活血止痛　　　　佐

炙甘草：调和中气　　　　　　　　使

（四）肝火上炎证治

1. 病因

情志不遂，肝郁化火，或过食肥腻烟酒，或外感火热之邪，均可致肝火上炎。

2. 病证分析

肝火上炎，火性炎上————▶头痛头晕、面红目赤。

肝火内盛，肝经被灼————▶胁肋灼痛、耳鸣耳聋。

肝火内盛，疏泄失调————▶急躁易怒。

肝不能藏神——▶不眠或噩梦纷纭。

肝火灼伤经脉——▶甚则咳血、吐血。

肝火内盛——▶口苦咽干、尿黄便秘、舌红苔黄、脉弦数。

3. 治法

本证治宜清肝泻火。

4. 方药

方选龙胆泻肝汤。

龙胆草：泻肝胆实火 　　　　　　　　　君

黄芩、栀子：清肝胆实火 　　　　　　　臣

泽泻、木通、车前子：清热利湿 ⎫
　　　　　　　　　　　　　　　　⎬　佐
当归、生地黄：养血和阴 　　　⎭

柴胡：疏畅肝胆之气 ⎫
　　　　　　　　　　⎬　使
甘草：和药调中 　　⎭

（五）肝胆湿热证治

1. 病因

外感湿热之邪，或嗜酒肥甘，湿热内生，均可致肝胆湿热。

2. 病症分析

湿热蕴结肝胆，肝胆疏泄失常——▶胁肋胀痛，或发热、目黄、肌肤黄、尿黄。

湿热郁阻肝胆，脾胃升降失常——→口苦纳呆、呕恶腹胀、大便不调。

肝脉绕阴器，湿热下注——→阴囊湿疹或睾丸肿痛，妇人外阴瘙痒，带下黄臭。

湿热之象——→舌红苔黄腻、脉弦数。

3. 治法

本证治宜清热利湿。

4. 方药

方选茵陈蒿汤。

茵陈蒿：清热利湿退黄　　　君

栀子：清利三焦之湿热

大黄：通泻瘀热　　　　　　臣

（六）肝阳上亢证治

1. 病因

素体肝旺，或七情内伤，或肝阴不足，可致肝阳上亢。

2. 病症分析

肝失疏泄，肝气亢奋——→头胀痛、头晕目胀。

肝阳上亢化火——→面红目赤、急躁易怒。

肝病之脉——→脉弦。

阴虚导致肝阳上亢——→或兼见腰膝酸软、头重脚轻、两目干涩、五心烦热、潮热盗汗、舌红少苔、脉细数。

3. 治法

本证治宜平肝潜阳。

4. 方药

方选天麻钩藤饮。

天麻、钩藤、石决明：平肝息风　　　君

栀子、黄芩：清泻肝火　　　　　　　臣

牛膝、杜仲、益母草：平肝息风　　　佐

桑寄生、夜交藤、茯苓：滋阴清热　　使

阴虚阳亢者可用杞菊地黄汤。

（七）胆郁痰扰证治

1. 病因

本证多由情志不遂，气郁化火，炼津成痰所致。

2. 病症分析

痰热内扰，胆气不宁——→惊悸不寐、烦躁不安。

胆气郁滞——→胸闷胁胀。

胆热犯胃，胃气上逆——→口苦、泛恶呕吐。

痰热循经上扰——→眩晕耳鸣。

痰热内蕴——→苔黄腻、脉滑。

3. 治法

本证治宜清胆除痰，和胃止呕。

4. 方药

方选温胆汤。

制半夏、竹茹：清胆除痰　　　君

陈皮、枳实：理气化痰　　　　臣

茯苓、大枣：健脾和中　　　　佐

生姜：止呕　　　　　　　　　使

（八）肝风内动证治

肝风内动证是指肝阳化风、热极生风、血虚生风所表现出来的证候。

1. 肝阳化风

（1）病因

本证多由肝阳上亢发展而致。

（2）病症分析

阴虚阳亢，虚风内动，上达颠顶，横窜脉络——→眩晕欲仆，头痛而摇，肢体震颤。

上盛下虚——→步履不稳。

风阳夹痰上扰，蒙蔽清窍——→突然昏倒，不省人事。

风痰窜络，经气不利风痰窜络，经气不利——→口眼歪斜，舌强语謇。

阳热灼液成痰——→喉中痰鸣。

肝阳上亢——→舌红，脉弦细。

（3）治法

本证治宜平肝息风。

（4）方药

方选天麻钩藤汤或镇肝熄风汤。

2. 热极生风

（1）病因

本证多因外感温热，邪热炽盛，燔灼肝经，筋脉失养而致。

（2）病证分析

邪热炽盛，燔灼肝经，筋脉失养，肝风内动——→四肢抽搐，双目上翻，甚则角弓反张。

热入心包，心神被扰——→躁动不安。

蒙闭心窍——→神志昏迷。

邪热亢盛——→高热，烦渴，舌红苔黄，脉弦数。

（3）治法

本证治宜清热息风，醒神开窍。

（4）方药

羚角钩藤汤，或安宫牛黄丸、至宝丹、紫雪丹。叽喱咕噜（热扰心神）牛黄丸，昏昏沉沉（痰蒙心窍）至宝丹，乒乒乓乓（惊厥抽搐）紫雪丹。

羚羊角、钩藤：凉肝息风　　君

桑叶、菊花：清热平肝　　臣

生地黄、白芍：滋阴柔肝 ⎫

川贝母、竹茹：清热化痰 ⎬ 佐

茯神：平肝安神　　　　 ⎭

甘草：调和诸药　　　　　　　　使

3. 血虚生风

（1）病因

本证因急、慢性失血过多，或久病血虚所致。

（2）病症分析

肝血不足，不能上荣头面——→眩晕、耳鸣、面色不华、舌质淡。

血虚筋脉失养——→爪甲不荣。

血虚动风——→肢体麻木震颤、肌肉瞤动、关节拘急、屈伸不利。

血少脉不充盈——→脉细弱。

（3）治法

本证治宜养血息风。

（4）方药

方选四物汤，或杞菊地黄汤，或六味地黄汤。

（九）寒凝肝脉证治

1. 病因

本证因外感寒邪侵袭肝脉，气血凝滞所致。

2. 病证分析

寒凝肝脉，气血凝滞——→少腹胀痛，牵引睾丸，遇寒加剧。

肝脉受寒——→阴囊冷缩，痛引少腹。

寒阻阳气，阳气不布——→面色㿠白，形寒肢冷。

阳虚不能化气行水——→小便清长。

肝络环唇，寒滞于肝——→口唇青紫。

寒盛于肝——→舌淡苔白，脉沉弦。

3. 治法

本证治宜温肝散寒止痛。

4. 方药

方选吴茱萸汤。

吴茱萸：温中祛寒，降逆止呕　　　　　　君

生姜：温胃散寒，降逆止呕　　　　臣
党参：益气健脾　　　　　　　　　　佐
红枣：健脾和胃　　　　　　　　　　使

第五节　肾与膀胱病证治

一、肾与膀胱的生理功能

肾主藏精，主生长发育与生殖，内寄元阴元阳。元阴指肾精、肾阴，有滋养、濡润作用。元阳指肾气（阳），有温煦、生化作用。肾主水，水液运化有赖肾的气化和温煦作用。肾气开合不利，则水液潴留。肾主纳气。肾主骨、生髓，通于脑，其华在发。肾开窍于耳与二阴。肾为命门，强调了肾阳的作用。腰为肾府。肾与膀胱相表里。

膀胱具有贮尿与排尿作用。肾气助膀胱气化则能排尿。

二、肾与膀胱病的常见症状

上述生理功能失调则病。肾的病变多反映为肾精封藏不固，水液代谢失调，生长、发育、生殖的异常等。肾病多虚证。膀胱病多见湿热证。

三、证治

（一）肾阳虚证治

1. 病因

本证是肾脏阳气虚衰所表现的证候，多因素体阳虚，年高肾亏，久病及肾，或房劳过度所致。

2. 病症分析

肾精不足，腰失濡养——→腰膝酸软。

髓海空虚——→头晕耳鸣。

阳虚不能温煦肌肤——→形寒肢冷。

肾处下焦，阴寒盛于下——→下肢尤甚。

气血亏损——→神疲乏力，面色㿠白。

肾阳不足，生殖功能减退——→阳痿，不孕。

肾主水功能失调，膀胱气化功能减退——→尿少浮肿。

脾阳不足——→五更泄。

阳虚之象——→舌淡胖苔白，脉沉弱。

3. 治法

本证治宜温补肾阳。

4. 方药

方选右归丸。

附子、肉桂、鹿角胶：补肾填精	君
熟地黄、枸杞子、山茱萸、山药：滋阴固肾强筋	臣
当归、杜仲、菟丝子：补肝肾精血	佐

本方可治肾病综合征、精少不育、老年性骨质疏松、贫血、白细胞减少等。

5. 常用药物

常用温肾药有附子、肉桂、鹿茸、菟丝子、蛇床子。

（二）肾气不固证治

1. 病因

本证是肾气亏虚，固摄无权所表现的证候，多由年高肾气衰弱，或年幼肾气不充，或久病、劳损伤肾所致。

2. 病症分析

肾虚腰失濡养——→腰膝酸软。

肾气不固，膀胱失约，津液不藏——→小便频数清长或遗尿，小便失禁或余沥不尽。

肾气虚入夜更甚——→夜尿多。

肾失封藏，精关不固，胎带不固——→滑精早泄，白带清稀，滑胎。

肾气不足——→舌淡苔白，脉沉弱。

3. 治法

本证治宜固摄肾气。

4. 方药

方选水陆二仙丹，或缩泉丸。

水陆二仙丹可固肾止遗。

芡实：涩精固肾（水）	君
金樱子：补肾涩精（陆）	臣

缩泉丸专治小儿遗尿、尿频数。

益智仁：温脾肾，固精气，涩小便	君
乌药：温膀胱，止小便，行气化	臣
山药：补脾肾	佐使

5. 常用药物

常用固肾药（涩精、止带、缩小便）有莲须、五味子、益智仁、金樱子、桑螵蛸、覆盆子等。

（三）肾不纳气证治

1. 病因

本证是肾气虚衰，气不归元所表现的证候，多由久病咳喘，肺病及肾，或年老体弱，肾气虚衰，或劳伤肾气所致。

2. 病症分析

肾气虚，下元不固，气失摄纳——→久病咳喘，呼多吸少，气不得续。

动则耗气，肾气益虚——→动则喘息益甚。

肺肾气虚——→自汗神疲，声音低怯，腰膝酸软，舌淡苔白，脉沉细无力。

3. 治法

本证治宜温肾纳气。

4. 方药

方选人参核桃汤加减。

人参：大补元气		君
胡核桃：补肾敛肺		臣
生姜：降散水饮		佐
蛤蚧：补肾益肺，纳气归肾		使

本方常用来治疗哮喘与慢支喘息型。

5. 常用药物

常用纳气归肾药有黑锡丹、沉香、五味子、补骨脂等。

（四）肾虚水泛证治

1. 病因

本证是肾阳虚不能主水，水湿泛滥表现的证候。

素体阳虚，久病失调，导致阳虚不能化水，水湿泛滥。

水溢肌肤则肿。停于肠胃则胀。心阳受阻则悸。壅阻肺气则喘鸣。

2. 病症分析

肾虚腰失濡养──►腰膝酸软。

肾阳虚不能温煦肢体──►形寒肢冷。

肾阳水泛肌肤，停于胃肠──►全身浮肿，腰以下肿甚，按之没指，腹胀满，尿少。

水凌心肺，心阳受阻──►心悸、气短。

肺失宣肃──►喘咳、痰鸣。

阳虚水停──►舌淡胖嫩有齿痕，苔白滑，脉沉细。

3. 治法

本证治宜温阳利水。

4. 方药

方选真武汤。

熟附子：温肾阳，化气行水　　　　　　君

茯苓、白术、生姜：健脾祛水　　　　　臣

白芍：和阴利水　　　　　　　　　　　佐

本方可治肾性、心性水肿，醛固酮增多症，甲状腺功能减退，慢性肠炎等。

（五）肾阴虚证治

1. 病因

本证是肾阴液亏虚，虚热内扰所表现的证候。

急性热性病后，久病耗伤肾精，房事不节伤肾，失血耗液，过服温燥劫阴之品，情志内伤，耗伤肾阴，均可致肾阴亏虚。

2. 病症分析

肾阴亏虚，不能生髓充骨养脑──→眩晕、健忘、耳鸣耳聋、发落齿摇、腰膝酸软、足跟痛。

阴虚生内热──→颧红、五心烦热、失眠多梦、口干、咽燥。

虚热内扰──→男子遗精、女子崩漏。

肾精不足，生殖功能低下──→男子不育，女子经闭、不孕。

阴虚内热──→舌红苔少而干，脉细数。

3. 治法

本证治宜滋阴补肾。

4. 方药

方选六味地黄汤。

熟地黄：滋补肾精、肾阴　　　　　　君

山茱萸：养肝肾涩精 ⎫

山药：补脾固精 ⎭　　　　　　　　　臣

泽泻：泻肾火，防熟地黄滋腻 ⎫

牡丹皮：泻肝火，制山茱萸之温 ⎬　　佐

茯苓：健脾利湿，使补而不滞 ⎭

本方可用于视神经炎、中心性视网膜炎、肺结核、甲亢、糖尿病、慢性肾上腺皮质功能减退症、高血压、慢性肾病、神经衰弱、慢性消耗性疾病等属肾阴虚者。

加减：

（1）本方加附子、肉桂为肾气丸，可补肾阳。

（2）本方加五味子为都气丸，可补肾敛气喘。

（3）本方加枸杞子、菊花为杞菊地黄丸，可补肾明目。

（4）本方加知母、黄柏为知柏八味丸，可滋阴降火。

（5）本方加麦冬、五味子为麦味地黄丸，可滋补肺肾，主治阴虚喘咳带血、潮热盗汗、梦遗滑精。

（六）膀胱湿热证治

1. 病因

本证是湿热蕴结膀胱所表现的证候。多因外感湿热之邪，蕴结膀胱，或饮食不节，湿热内生，下注膀胱所致。

2. 病症分析

湿热蕴结，下迫尿道，膀胱气化失常——➤尿频、尿急、尿涩少而痛，尿黄赤混浊。

湿热伤及血络——➤尿血。

湿热煎熬津液，渣滓沉结而砂石——➤尿有砂石。

湿热郁蒸，阻滞肾府——➤发热，腰痛。

湿热之象——➤舌红苔黄腻，脉数。

3. 治法

本证治宜清热利湿通淋。

4. 方药

方选八正散加减。

瞿麦、萹蓄：通淋利水　　　　　　　君

木通、滑石、车前子：通淋利水　　　臣

山栀子：清利三焦湿热

大黄：泻热降火　　　　　　　　　　佐

灯心草：导热下行 ⎫
甘草：调和诸药 ⎭ 　　　　　　使

本方常用于治膀胱炎、尿道炎、急性前列腺炎、泌尿系结石及急性肾炎、急性肾盂肾炎等属下焦湿热实证者。

第六节　各脏腑兼证

（一）心肺气虚证治

1. 病因

本证是心肺两脏气虚表现的证候。多因久病咳喘，耗伤心肺之气，或禀赋不足，或年高体弱所致。

2. 病症分析

宗气不足，鼓动无力——→心悸。

宗气虚，不能行呼吸，动则耗气——→咳喘，气短，声音低怯，动则尤甚。

胸阳不振，肺气不宣——→胸闷。

肺气不能敷布津液而成痰饮——→痰液清稀。

心肺气虚——→头晕、神疲、自汗、面白无华、乏力、舌淡苔白、脉细无力。

3. 治法

本证治宜补益心肺，行气活血。

4. 方药

方选保元汤加减。

北黄芪：补气升阳，托毒生肌　　　　　君

人参：补益脾肺，大补元气　　　　　　臣

桂枝：温阳通脉，温养心气　　　　　　佐

炙甘草：益气和中，调和诸药　　　　　使

活血加丹参、赤芍、红花，为使药益肺加紫菀、山药。

本方主治慢性支气管炎、肺气肿、肺心病。

（二）心脾两虚证治

1. 病因

本证是心血亏虚，脾气虚弱所表现的证候。

久病失调，慢性出血，思虑过度，饮食不节，均可致心血耗伤，脾气受损。

2. 病症分析

心血不足，心神失养——→心悸、健忘、失眠多梦。

脾气虚，失健运——→饮食减少，腹胀便溏，倦怠乏力，面色萎黄。

脾虚不能摄血——→皮下出血，月经量多色淡，崩漏。

气血生化乏源——→经少，经闭。

心脾两虚——→舌淡，脉细弱。

3. 治法

本证治宜补益心脾。

4. 方药

方选归脾汤。

人参、黄芪、白术：补脾益气　　　　　君

当归、龙眼肉：养血　　　　　　　　　臣

茯神、远志、酸枣仁：养心安神
木香：理气醒脾，使补而不滞　　　佐

生姜、红枣：调和脾胃
炙甘草：甘温益气，调和药性　　　使

本方用于治疗神经衰弱、功能性子宫出血、血小板减少性紫癜等见心脾两虚者。

（三）心肾不交证治

1. 病因

本证是指心肾水火既济失调的证候。

久病伤阴，房事过度，或思虑太过，情志化火，或外感热病，心火独亢，均可导致肾阴虚，心火亢盛，水火失济。

2. 病症分析

肾水不升，心火无制，心神不安——➤心烦失眠、心悸健忘。

肾阴虚，脑窍失养，腰失濡养——➤头晕耳鸣、腰膝酸软。

虚火内扰，精关不固——➤多梦遗精、咽干、潮热盗汗、小便短赤。

阴虚内热——➤舌红少苔、脉细数。

3. 治法

本证治宜滋阴降火，交通心肾。

4. 方药

方选黄连阿胶汤，或交泰丸。

黄连阿胶汤主治虚烦失眠。

黄连、黄芩：清上焦热	君
阿胶、白芍：滋阴养血	臣
鸡子黄（蛋黄）：养心肾之阴	使

交泰丸主治怔忡失眠，心肾不交。

黄连：清心火	君
肉桂：引火归原	臣

（四）肝胃不和证治

1. 病因

本证是肝失疏泄，胃失和降所表现的证候，多由情志不遂，肝气横逆犯胃，胃失和降，或饮食伤胃，胃失和降，影响肝之疏泄所致。

2. 病症分析

肝郁气滞，经气不利，横逆胃脘———→胸胁、胃脘部胀满痛。

胃失和降———→呃逆、嗳气。

气郁胃中生热———→吞酸嘈杂。

肝失疏泄———→郁闷或烦躁易怒。

肝胃郁热———→苔薄黄，脉弦。

3. 治法

本证治宜疏肝和胃。

4. 方药

方选柴胡疏肝散。

柴胡：疏肝解郁　　　　　　　　　君

香附：理气疏肝止痛

川芎：善走，行气止痛，散肝血郁　　臣

陈皮、枳实：理气行滞　　　　　　佐

白芍、甘草：缓急，解痉　　　　　使

本方可用于治疗慢性肝炎、胆石症、慢性胃炎、胆囊炎、胆道蛔虫、肋间神经痛、痛经等。

（五）肝脾不和证治

1. 病因

本证是肝失疏泄，脾失健运所表现的证候，多由肝失疏泄，木旺乘土，脾失健运，或脾失健运，土反侮木，肝失疏泄所致。

2. 病症分析

肝失疏泄，肝郁气滞———→胸胁胀闷痛，情志抑郁或急躁易怒。

脾失健运———→腹胀纳呆，便溏。

脾失健运，清气不升———→腹痛欲泻。

泻后气滞得畅———→泻后痛减。

肝脾不调———→苔白腻，脉弦。

3. 治法

本证治宜疏肝健脾。

4. 方药

方选逍遥散加减。

柴胡：疏肝	君
白芍、当归：养血	臣
白术、茯苓、生姜、甘草：健脾和胃	佐
薄荷：引药升疏	使

（六）脾肺气虚证治

1. 病因

本证是肺脾两脏气虚所表现的证候，多由久病咳喘，肺病及脾，或饮食不节，劳倦伤脾不能输精于肺所致。

2. 病症分析

久咳伤肺气——→久咳不止，气短而喘。

气虚水津不布，聚湿生痰——→痰多稀白。

脾失运化——→食欲不振，腹胀便溏。

脾不运湿，气不行水——→甚则面浮肿。

肺脾气虚——→舌淡苔白，脉细弱。

3. 治法

本证治宜培土生金。

4. 方药

方选四君子汤合补肺汤加减。

人参、黄芪、熟地黄：补气养血	君
五味子：敛肺止咳 ⎫	
紫菀：益肺止咳 ⎬	臣
桑白皮：化痰止咳 ⎭	

（七）肝火犯肺证治

1. 病因

本证是肝火犯肺是指肝火上逆犯肺所表现的证候。

2. 病症分析

肝郁化火，上逆犯肺——▶胸胁灼痛，咳逆上气甚则咯血。

肝失疏泄，肝火上炎——▶急躁易怒，头晕目赤，烦热口苦。

肝火旺——▶舌红苔薄，脉弦数。

3. 治法

本证治宜清肝泻火润肺止咳。

4. 方药

方选泻白散合黛蛤散。

（八）肺肾阴虚证治

1. 病因

本证是肺肾两脏阴液不足所表现的证候。久咳耗伤肺阴可致肾阴虚，肾阴不足，不能滋养肺阴，则肺肾阴俱不足。

2. 病症分析

阴虚肺燥，肺失清润——▶咳嗽痰少，口干咽燥或声音嘶哑。

虚火上火，灼伤肺络——▶间或咳血。

肾阴不足，精关不固——▶腰膝酸软，遗精。

阴虚内热——▶骨蒸潮热，消瘦，颧红，盗汗，舌红少苔，脉细数。

3. 治法

本证治宜滋肾益肺。

4. 方药

方选麦味地黄汤。

（九）肝肾阴虚证治

1. 病因

本证是肝肾两脏阴液亏虚所表现的证候。久病失调，房事过度，或情志内伤，化火伤肝阴，均可致肝肾阴虚。

2. 病证分析

肝肾阴虚，虚火内扰——→头晕目眩，耳鸣。

肝阴不足，目和肝之经脉失养——→视物模糊，胁痛。

肾阴不足，腰失濡养，虚火扰动精室——→腰膝酸软，遗精。

肝肾阴亏，冲任失调——→月经不调。

阴虚内热——→五心烦热，咽干，颧红，盗汗，舌红苔少，脉细数。

3. 治法

本证治宜滋补肝肾。

4. 方药

方选一贯煎。

枸杞子、熟地黄：补肾阴　　　　　　　君

沙参、麦冬：滋肺水以宁肝

当归：养肝血　　　　　　　　　　　　臣

川楝子：理肝气

（十）脾肾阳虚证治

1. 病因

本证是脾肾两脏阳气亏虚所表现的证候。

脾肾久病耗气伤阳，或久泻久痢，损伤脾阳，或水邪久踞，肾阳虚衰，均可致脾胃阳气不足。

2. 病症分析

脾肾阳虚，不能温养肢体——→面色㿠白，形寒肢冷。

阳虚内寒，经脉凝滞——→腰膝或下腹冷痛。

脾阳虚不能腐熟水谷——→下利清谷，五更泄泻。

阳虚不能运化水液，水湿内聚——→面浮肢肿，小便不利，腹水。

阳虚——→舌淡胖大，脉沉弱。

3. 治法

本证治宜温补脾肾。

4. 方药

方选附桂理中汤或真武汤、四神丸。

若五更泄，用四神丸。

补骨脂、五味子：补肾固涩　　君

吴茱萸、肉豆蔻：温中涩脾　　臣

大枣、生姜：调和营卫　　　　佐

前面所述辨病因对症用药和辨脏腑用方都是中医辨证论治的主要内容。但中医防治疾病的大原则，是"法于阴阳，和于术数"，以各种方法调协人与自然的阴阳消长同步，未病先防，既病防变。阴阳消长在自然界有时间变、空间变（即数变）的，所以人亦应之而随阴阳消长而时空变化。体内阴阳消长与外界同步，即为健康，即为平人。在这大原则下强调预防为主，以治未病为宗旨。治病必求本，本即是阴阳消长协调与同步。治疗时，强调扶正祛邪，正虚时扶正为主，邪盛时祛邪为主或酌情兼顾。在辨证中，主要病机相同的情况下可异病同治，主要病机不同时可同病异治。阴阳消长全因时空改变不同，所以中医强调要因时、因地、因人制宜。在具体治法运用中，大概可归为汗、吐、下、和、温、清、消、补八法，也具体体现在前面的对症用药及脏腑辨证中了。

第四章

掌握临床思维主要方法是关键

上文提到中医思维的起源，象数思维的泛化与应用是取象比类。《素问·上古天真论》"法于阴阳，和于术数"已成为后世防治思想方法论。《素问·气穴论》还指出"真数开人意"，说明象数思维在临床的应用很重要。被后人奉为经典的《伤寒杂病论》就是象数思维理论在临床应用的典范，展示出了基本临床思维方法及基础方治或治疗模式。

　　阴阳五行是古代的哲学，以它作思维坐标观察人体后产生出的藏象学说才是生理学，以天人相应观观察人体产生出的病因学，以及疾病观等才是医学。阴阳五行学说思维架构观察自然界动植物产生出本草学的四气五味、升降浮沉，甚至功能性质的理论推寻，但中药的主治作用，则是靠大量"尝百草"的医疗实践总结出来的，同时实践的过程又是在"道法自然"的指导思想下进行的。正如上文所提及，用"五子衍宗"，用植物种子寻找增加精子、生育儿子之药；用桂枝、桑枝走人肢体，治痹痛；用藤类药、皮类药治人体筋脉与皮肤腠理之疾；用钩藤、地龙之类的动植物药以求解痉；用鹿尾、蛤蚧、海马重在动物之尾巴补腰肾之功能；称动物药为"血肉有情之品"，易发挥补益或其他药效，更具亲和力，等等。综合阴阳五行的属性推寻理论到药性的四气五味与"道法自然"的仿生思维的中药理论也就更不胜其枚举了。当阐明人体生命现象的藏象学说与动植物征象有效结合中药学日趋完善后，五行学说便逐渐被替代了。这是从哲学向医学的过渡完成所致的。

　　另一方面，针灸选穴讲子午流注，目标是最终认识人的气血流注与自然界的阴阳消长同步而进行最佳的穴位选择，进行调节谐振，均是典型的自然疗法与手段。

　　"智者察同"的思想本与《周易》"同声相应，同气相求"相一致，类似于一种谐振原理。过去有人提出"以脏补脏""医者以意用药"的观点，这一提法并不严谨。这一提法表面上为我们寻求新的医药提供更广泛的线索与方向，但会产生很多思维误区。故宋代苏轼在散文中记述曾戏言，以此类推，食了忠肝义胆的忠臣比干的心，岂不是可以治臣子之奸佞？因为它已泛滥成没有任何可以相比类的前提作条件。驴头对马嘴，汽车对火车，谁阴谁阳？《黄帝内经》在论阴阳而进行援物比类时是很严谨的，是针对自然界同一事物的两个方面或关联着的两事物而言的。因此，"医者意也"虽然鼓励发散思维，意入玄微是对病证深入细致的思考，但应在医药认知的框架下进行，而不是漫无边际的哲学泛化，应谨慎对待与验证。目前尚流行的以脏补脏，仅停留在引经的应用上。

一、中医对平人与病证辨治认知复议

众所周知，"阴平阳秘，精神乃治""阴阳离决，精气乃绝"是《黄帝内经》以阴阳学说对疾病总体机理的概括。养生治疗"谨察阴阳所在而调之，以平为期"，"平"就应指阴阳平衡之意。而"法于阴阳，和于术数"就是利用各种术数以求达到"阴阳和"为法则与目的。"和"就是调和力。《黄帝内经》所谓"阴阳和"，《伤寒论》所谓"津液自和"，都是人体"自和力"的阐述，也即"阴平阳秘"的非平衡稳态。以阴阳动态平衡来表述人体的健康显然不足以解释人为何会生、长、壮、老、已各阶段的。"平"是平衡，"和"是非平衡稳态。从阴阳象数的演变看，它是奇偶数交替上升的。奇数可理解为不可等分的非平衡稳态，偶数可理解为动态平衡。它们是交替出现的，都是人体的正常状态。"阴阳离决"是说阴阳不和，稳态破坏就成疾病。上面所述是对人机体的内部而言，而人体与自然则如《素问·五运行大论》所说"气相得则和，不相得则病"。人与自然无时无刻不处于气机交通的相对稳态。口、鼻、皮毛、玄府等"不相得"，意味有害的气机交通，就是外邪入侵成疾了。因此，《灵枢·终始》说："所谓平人者不病，不病者，脉口人迎应四时也，上下相应而俱往来也，六经之脉不结动也，本末之寒温相守司也，形肉血气必相称也，是谓平人。"这里是指六脉四时、上下节律均正常，内在脏腑与外在躯体、躯体与四肢及其他各部分相协调一致，外在形体气色与内在运行的气血盛衰相符合，重点强调整体与局部、上下、内外表现的阴阳"和"以及相互支持一致，就是"相通""相得"的表现。"和"与"通顺"是相辅相成的，即《素问·阴阳应象大论》所说："必先五胜，疏其气血，令其调达，而致和平。"这就是平人的大致机理概念。

在分类辨病后，辨证主要是通过四诊、辨病因及其发病主要机理（病机）。《黄帝内经》有著名的病机十九条，就是辨病机。当然"必伏其所主，而先其所因"是主要思维导向。《灵枢·师传》说："夫惟顺而已矣。"不论使用正反逆从何种治法，均以因势利导为一般原则，调和阴阳气血畅顺以达到相对平衡与稳态为目的，以期能适应外环境的正常调节。

从中医辨证论治的历史架构发展上来看，六病证治、脏腑证治、病因证治、卫气营血证治及三焦证治先后形成、发展、完善着，直至现在，它们相互联系交织成辨证论治的基本体系与架构，过去它们被称为辨证论治提纲并不十分妥当。六病证治一开始就以分病辨证、方证相对的形式出现，《黄帝内经》的十三方都直接证方对应、病方对应。只有明清后人的八纲辨证才是只有教学意义的提纲。回顾上述各种证治思维模式，《伤寒论》是六病辨证，《金匮要略》是分病辨证，后世沿袭的脏腑证治也是分病辨证，病因证治是病药相对、证药相对。卫气营血辨证是在明确治温病的情况下，再分卫分、气分、营分、血分各期各型，再辨证下药。三焦辨证是以上、中、下躯体不同位置内的脏腑作分型分期辨治。这两种辨证是针对不同的温病、不同的适应面而划分不同而已。

综合上述历史架构，中医辨治思维是分病审因、辨证选方药的综合思维全过程，但也不乏病方相对、证方相对、药症相对、因药相对的直接应用，或复合应用。

清代钱乐天《医学传心录》说："夫百病之生也，各有其因，因有所感，则显其症。症者病之标，因者病之本。故《内经》有曰：知标知本，万举万当，不知标本，是谓妄行。"这就基本概括了因、症、病三者的关系。

二、基本临床思维——因机症方药、对症用药及辨病选方

来源于天人相应的中医思维在审视机体内环境与外环境不协调与不相应产生疾病时，有它自身的方法论，外环境是六气的太过与不及，机体的内环境则是精、气、神及阴阳、五脏六腑等的运行正常与失调。其思维的中心是尽量注意机体外内环境诸因素在互动中的（天人）相应及其变化，并对机体加以调燮。我曾概括《伤寒杂病论》的基本临床思维是"诊病审因，辨证察机，随机选方，无方立法，对症用药"五句话。诊断疾病，首先应追寻病因，而辨证的重点是察病机、抓主症、辨主证，而伏所主。常见者，主症先现；危重者，主症最急；复杂者，主症易解。选方应随机运用。《伤寒论》辨证时，不少是方证相对的，如柴胡证、桂枝证，故《伤寒论》辨证即定方，但有时看不清者则或序贯试方，或无方立法，或对症用药。但特殊的病也可以辨病选方。叶天士的临床思维更显灵活，多无成方，故辨证时每每审因机传变，更知常达变，因机症药与因机法药的推演思维共存。这可能与他著述的是急性热病多有关。历代各专科则有不同的生理与证治特点。例如，外科认为疮疡是内外因夹杂所致，须从内消、外透、去腐、生肌、止痛等方面着手，重视疏邪、通络、搜风、活血。如《医宗金鉴·外科》保安万灵丹，此方治痈疽疔毒，对发颐、风寒湿痹、湿痰流注、附骨阴疽、鹤膝风及左瘫右痪、口眼歪斜、半身不遂、血气凝滞、遍身走痛、偏坠疝气、偏正头痛、破伤风牙关紧闭、截解风寒，无不应效。处方如下：

茅山苍术八两，麻黄、羌活、荆芥、防风、细辛、川乌（汤泡去皮）、草乌（汤泡去皮）、川芎、石斛、全蝎、当归、甘草、天麻、何首乌各一两，雄黄六钱。

上十六味为细末，炼蜜为丸。汗迟以葱汤催汗。"此药专能发散，

又能顺气搜风，通行经络。""此药犹能治疮疡，发表毒邪从汗解。"

这是典型的异病同治方。但异病同治不是全部相同，应是同中有异，疗效也有异。中医治疗痈疽不是靠大剂量清热解毒，而是小剂量外透、内消、活血散气、通络排毒的方剂取胜，但不同阶段有程序化的治疗方法。发表毒邪从汗解也给我们重要启发。

妇人不同阶段的生理特点导致了中医对妇人胎前、产后、经带不同证治的认知，治疗上重视疏肝、活血理气。这提示了特定的生理与发病倾向病机，能减少一般内科临床辨治思维弯路，从而根据生理体质倾向选择特定方，方证相对。例如《傅青主女科》产后生化汤人人知，大便不通也用此加减则少人知，即去炮姜，加麻仁。这说明产后用当归、川芎、桃仁活血很重要，能调整产后某些生理体质倾向而引发的各类病。此外，如用保产无忧散为孕妇保胎，也属此类。这些都说明：某种生理体质倾向作病机证方的判断方向，也是一种临床思维方法。

从生理发育特点推断小儿病证治用药，俱有不同于内科的因机症药的思路。明代万全《万氏秘传片玉心书》云："小儿吃泥土，脾热用泻，集圣相间服，疳成不可当；小儿合面睡，原来热在心，只用导赤散，泻心与凉惊；小儿多白尿，落地如米泔，胃苓盐汤送，数服解忧煎；小儿大便清，邪热在肝经，只用泻青丸，此法效如神；小儿粪焦黄，邪热在脾乡，谁知泻黄散，端的是奇方。"

此处，小儿的五脏望闻诊辨证与对应用方的经验简明罗列，按五脏分证在这里也可说是提挈纲领了。这是小儿生理特点的特殊证治方，也说明对初生婴儿的诊治仍保留较多的五行象数的影响。按五行分类的方法，临床思维简化了。

眼疾从内障、外障二大类入手，足以提挈纲领。外治法同内治之法，但认为气血通、邪气散即是补。专科病证治特点提示了类同的病因、不同的生理特点会有不同的病机，症方药差异也大。

总之，古代分科临床思维注重不同分科是因有不完全相同的生理特点与体质倾向，因此就有不同的证治，不同躯体部分病变就有不完全相同的对应证治；必须重视局部与整体或大环境与小环境的关系，不同时段侧重点不同，或程序化治疗，或兼容治疗。

　　了解病因、分析现状、确立病名诊断的思维过程是判断病机的基础，不明病因，只凭现状误区就多了。因此，急性病、外感热病的辨治思维大都如此。但对一些慢性杂病，病因的追查并不容易，只能从体质倾向的表现与现状判断证候，探求病机选方。在一时不能准确判断证方时，也就只能序贯试用方剂。此时，医生学习掌握的理论与方技的多寡、发散思维的运用、临床经验的多少就成了关键。这是"随机选方"的过程。但有些病，病因较特殊，或病情演变不大，病机较固定，也是可以辨病选方的。《伤寒杂病论》用獭肝散治"冷痨""鬼疰"，乌梅丸治蛔厥，烧裈散治"阴阳易"就是例证。尤其是烧裈散，《神农本草经》无此药，服后阴头肿、小便利即愈的描述，均是类似使用灭活菌苗的方法及其后的反应。后世的诸葛行军散、葛花醒酒汤、保济丸、生化汤、十二太保丸、七厘散，也都是百姓喜闻乐见的辨病选方的中成药。这些中成药的成功与应用，也正证明了辨病用药的可行性。辨病选方不影响个体差异的患者辨证论治，而辨证论治也不能排除辨病选方。现代徐淑文医师从辨病入手，补益脾肾，运用验方治疗重症肌无力，几乎不作加减，疗效也很好。山西畅达氏提出以病代证辨病施治治乙肝，也有好疗效。当然，中医辨病多是以主症为病名或病因病理特征及所处部位的概括诊断，而西医辨病也应看作是中医辨病的延伸与互补，这更能在现代医疗中纵观疾病的全貌，以利于辨治的思维。

　　我们通过对经典著作、各家著述及现代临床的回顾后发现，辨病选方与因机症方药、对症用药都各有其适应性。辨病选方难度大些，适应面少些，察机选方的面广些，对症用药与方证相对也有不少的适应面。例如一些妊娠恶阻、化疗反应、伤风感冒、腹泻、舟车晕船等，即使只是对症用药，只要症状好了，病就好了。但它们三者不应看成是彼此排斥与孤立的，而应是相互补充的。一般来说，辨病选方是针对某一疾病全过程的基本矛盾的，很多疑难痼疾常需要寻找针对病因、解除病疾的效方。一般辨证、对症用药可有近效，但未必根本中的，如肿瘤、肾功能衰竭等。因机症方药辨治是针对疾病某一阶段的主要矛盾的，很多急性、亚急性的疾病过程变化较大，会因不同阶段病机有差异，症候变化多而要辨证治疗，这时抓住病机很重要。而对症用药也许是针对疾病的某一个或几个简易矛盾交叉在一起的。上述两种方法也常要兼用对症加减治疗。人类疾病客观存在的矛盾的多样性决定了需要不同临床思维的解决办法。这三种方法，有时有些病各自单独运用即可，有时则必须综合起来运用，作为基本临床思维，三者都不应遗忘与偏废，而应综合起来加以考虑，才较万全，彼此应互为纲目，三维思路为好。过去这些年来，辨证与辨病的争论来源于疾病不同的客观存在，有不同的性质。西医一般将疾病分为器质性病变与非器质性病变。一般来说，器质性病变可通过手术治疗。非器质性病变如各种感染，或免疫性疾病或代谢性疾病或不明原因的功能紊乱，中医一般对这些疾病都有一定的优势。从中医来说，有很多常见病辨证论治、对症用药后，随着症候的改善便好了；有些病，上述方法难奏效，于是考虑怪病治"痰"、治"瘀"。如果西医查出寄生虫、结石甚至肿瘤等占位性病变，怪病就不怪了。例如，一小儿时常鼻塞流涕，经某老中医治疗，常吃药无效，后经鼻科医生检查发现是鼻中异物，取出后便痊愈。无独有偶，笔者曾因感冒迁延不愈，患过敏性鼻炎数年，中西诸药效而不愈，为了提高适外抗寒调节能力，我坚持冷水浴，并把冷水浴进行到鼻中去，长期坚持，甚至让鼻有呛水的反应，即有效解决了问题。这些都说明直接消除病"因"的措施是直接除"病"，针对病机的治疗是治"证"。因此，针对病因、对病用方也就有疗效。而某些病，如肿瘤，即使辨证用方、对症用药有改善，却并不能逆转肿瘤的发展，这时，辨病治疗与辨证治疗同样重要，要瘤证同治。这时随机选方与辨病选方都势在必行了。我们认识到有些病辨证治疗就行，有些病辨病选方也行，有些疾病辨证与辨病要兼顾并行。综上所述，我们常说的"辨证论治"确实概括了中医学相对于西医的临床思维的最大特点，但它显然并未概括中医全部的临床思维学，而且也不是唯一正确的思维，中医临床思维是多元化的。中医临床思维学必须在发掘、传承经典临床思维、各科临床思维、汲取现代医疗成功临床思维的成果，加以总结与发展，才能在新的历史条件下，实现临床思维的突破，使中医临床医疗水平突破与发展。

再回过头来看同病异治与异病同治的提法。同病异治是虽然同病，却因辨证不同，所以异治，但毕竟是同一种病，也必然有共同的病因、病机基础，所以必然会是异中有同的，要异中求同，当辨证异治无效时，要注意兼顾同治。同样，异病同治时，因共同的证候相类，可以同治，但毕竟是不同的疾病，证候转归、治疗效果必然不同。例如一个急性胃炎的呕吐，或是一个尿毒症的呕吐，或胃肿瘤的呕吐，都可以用某一汤方治疗，但效果好坏、疗效是否持久都有较大的差异。因此，异病同治也是同中有异的，要同中求异。

我们回过头来细想"千方易得，一效难求"的原因，是因为方书中列举的症候群与方治类同者多，难以细辨与准确应用。辨治时，如果在审因辨病、察机选方及对症下药这几个环节上多作思考，尤其经过一定的临床经验积累，就会有相当的鉴识力，减少很多弯路与误区。俗话说："熟读王叔和，不如临床多。"对中医来说，依赖临床经验的积累将长期存在，但善于总结临床经验，善于把握中医临床思维的多维思路，必能减少依赖的长期性。

要深化对上述中医临床思维方式的认识，就意味着对中医基本理论、思维的正确理解，对经典临床思维的深入研究及对各科临床思维的特点、对症用药的若干知识及现代临床的进展等一系列知识的掌握与了解。这是骨架与血肉的联系。没有掌握广泛的理论与知识，要提高中医临床思维便是有骨无肉的空话。熟识了这些知识，如果没有结合实践的创新思维与悟性，也是有形体而无灵魂的。

此外，谈谈方证相对与药对思维问题。张仲景的《伤寒论》是以方证的形式列举出来的，中医大部分沿袭辨治选方这一方法，而叶天士等后辈名贤的著述并无列方，而是以审因机传变立法对症用药。这些在现代临床上都可行。其实，方证相对与药对思维是一致的，都能充分利用前人的经验。方剂也是药对，或者是药对的组合。药对是方剂中基本组成的实用结构，或者说是武术套路中的散打技巧。初学者学中医时，汤头歌诀的背诵是打基础十分好的方法，因为这是临床思维奠基的重要方法，日久后学拆解方剂、组合新方时，就已是登堂入室的成熟时了。

另外，再谈谈守方与灵变问题。如果不是随机选方或辨病选方，就要"无方立法，对症用药"。有时是因病情隐蔽潜伏未表现，有时是因医生一时对病机与运用方把握未准，立法对症用药就在所必需。因此，临床医生也常常掌握一些药对，依法应用，也能解决一些问题，甚至是迁延时日的某些疑难之疾。这种现象也较普遍。有人问：到底辨病论治与辨证论治谁优谁劣呢？也许没有人系统地、孤立地对比过，实际上临床医生往往随病情的实际情况而定。即使是辨证论治，有些医生对症下药，园机活法，根据病情的不断变化而灵活变化加减用药；有些医生则习惯于抓住主证守方，主证不变，守方不变。这两种风格不同，认识不同，各有所长，也曾成为彼此争辩的内容。而临床上，有些病情变化大，或然症状出现多，则宜灵活化裁加减。有些慢性病，虽有或然症，但不占主导地位，抓主症用主方，一方到底，而不是经常变化，也是成功的关键，这叫水到渠成。例如癌病，就要注意守方。有些验方就是要求服多剂不变才有效的，这就是例证。因此，客观上看，守方与灵变是因病情与对应方的关系而定，主观上看是不同医生的不同临床思维特点不同所致。

还有，关于临床辨证的不确定性问题。中医除了理论外还有几千年积累下来的大量临床经验总结，被临床医生（方士）总结记录下来，其中不少又被以儒通医的学者收集整理系统化出版，因此，中医临床最直接的思维首先是依靠经验，即直接的自己的经验与前人的经验，掌握的经验越全面系统，能力就越大。而这些经验之间的联系有些是较离散的，如《串雅内篇》之类，因此有"公说公有理，婆说婆有理"之嫌。客观上看，这一现象是从不同侧面或角度认识同一事物，并给予解决的方法。典型的是中风，古人从风、火、痰、瘀争鸣阐明认识它，现代人已看得很清楚，这是从不同侧面或角度认识脑卒中的发病机制，不同人、不同证型或阶段均需兼顾认识，综合起来认识才是疾病的全貌。

同样，历史上的伤寒与温病之争，现代人也已看得很清楚，现代社会常见伤寒之中有温病，温病之中有伤寒，现代医生也常"辨证施治以热，寻病用药以寒"，这是不同病因导致的外感热病又混合致病所致。所以，温病学是伤寒学的补充与发展，彼此不是绝对排斥的。中医很多学术争鸣与对立往往是反映疾病客观存在的不同侧面，而不是对与错之争。

对于同一个病，不同老师带教有不同的理法方药。这反映了不同的教师不一致的直接或间接经验基础，说明有些疾病可从不同的方法论治，但疗效必然有差异，甚至有些是无效的，只是纸上谈兵的方法。介绍有效的几个方法没有错，介绍无效的论治是老师的临床思维出现错误，好的老师应能指出最佳选择的答案。因此，所谓临床辨证不确定性的问题，往往是对客观存在的疾病的因、机、症、方、药的认知不够全面，产生局限性或片面性等原因所致。这既有客观的原因，也有主观的原因。所以，中医临床有赖于直接或间接经验的掌握与运用，但当这些经验与认知与临床表现对不上时，临床思维就能给我们提供指南或路线示意图，能否取得疗效，就看医者的悟性与创意了。"用药如用兵""医局如棋局"，用兵、走棋都有规律，但不是死规律，是活规律。"医者意也"，但我们也不是随意胡来，是古人强调诊疗时意入玄微的创意与发散思维。因此，现代中医人应该正确传承前人中医思维的原理，在实践中不断创新发展中医临床思维学这一新学科建设才是提高临床疗效的钥匙。

三、临床思维拓展门径概说

拓展方法的首要，自然仍是复习经典，活用经方。但必须补充强调的是，临床经典的学习，很多人都很难一次完成，而是反复在临床中对照学习，带着临床上的问题学，往往都会有新的收获。学临床经典就像牛或骆驼吃草一样，需要反刍消化才易吸收。对经方的活用，要在悟性中创新。这是学习经典方法的灵魂。

"法于阴阳，和于术数"在临床思维中展开时，就是以术与数来调燮阴阳的方法。人的内环境及人与外环境的失调就产生疾病，了解天人相应就是人与自然环境的阴阳、五行、六气的象数相应。象数思维伸延在临床中就是从人象到病能（态）的概念转变。数是时间及其病势与病位的改变记录，治疗就必须是相应的术数的运用。因此，辨病要审因，辨证要审因，这是临床辨治的首要方法。然后辨主症，抓主症，即辨证要识机。要注意病象的时间及应对时间及数量，相类的病机，病因不同，治法有别。叶天士说："如从风热陷入者，用犀角、竹叶之属；如从湿热陷入者，犀角、花露之品，参入凉血清热方中。"叶天士对温邪入营分的细致审因辨证及对应的灵巧，于此可见一斑。李东垣还有因时辨证加减法、平脉辨证选方法等。总之，燮理阴阳首先要注意外环境的不适应，即外邪的不同性质，机体会产生不同病证，又要注意对机体内环境失衡的不同证候进行调节运用，内外正邪均须顾及。所以，调燮阴阳应是对病能（态）复杂改变的多层面的相向调节。除了表里、寒热、虚实之外，还须注意脏腑功能、气血条达、气机升降出入、邪之性质轻重及消散疏导、整体与局部、外表与内脏等各个方面。上述病态的整体治疗要观察时间节点、剂量剂型选择、药量大小、药对配伍、精神身心调摄、内治与外治、上病下取、下病上取、饮食寒热等，大致各方面已如上概述了。所以，燮理阴阳的核心是人的内环境与外环境多样化的调谐。

临床思维拓展是提高临床疗效的钥匙，但不能只停留在对经典理论的认知与实践上，还必须学会各家学说之长、各种流派的独到之处。民间验方是后发现的有效疗法，应予注意发掘。近年更发现虫类药的拓展应用也有好的疗效。上述章节仅是把个人所知突出例子略举一二，以冀读者反三而已。在传承前人诸如脾胃学说、补肾学说、活血化瘀、怪病治痰等理论与流派及各种民间经验等基础上拓展思维，创新运用，对提高临床疗效具有广阔的前景。

　　总之，不论是对经典理论的学习，还是后人经验的传承学习，都必须在传承中讲求悟性，在运用中讲求创新，这才是拓展中医临床思维的灵魂，是提高临床疗效的活的方法。反映人与环境的联系常态是客观存在的，而反映此客观存在的象数思维到了人的病能态之中后，涵盖着太多的隐性因素的变异，所以古人在记述病态过程中难以有更详尽、深入的描述，这也是历史条件的局限。故认识它需要点悟性。现代环境产生的疾病与古代环境产生的疾病也会同中有异，所以，运用古人的经验与方法时，也需要同中有异，这就需要点创新。所以说，悟性与创新是临床思维学的灵魂。

　　鉴于上述种种原因，有"用药如用兵"之感，既有兵法规律，也会有"兵行诡道"的变化对应，却没有"标准答案"，但在有一定临床经验水平基础上，应有最佳选择的共识并体现于临床疗效上。

四、创新思维与验证的新学科

　　当我们回过头来纵观我们的临床思维的过程的时候，会惊讶地发现，我们的临床是以大量的方证相对与药症相对的直接医疗有效经验总结为基础的，我们的思维则仍是不断地演绎经旨，发展或修订经旨，产生新的病因、病机、方证、药效的医药学新意义，使之与临床验证相吻合，产生新疗效，从而日渐进步的过程，这也可以概括为"演经旨，衍新方"的创新过程。这就是以继承有效临床为基础，以创新思维为动力的再实践验证的过程。

　　作为一名从事中医的工作者，对中医基础理论的基本点必须有较深入、较准确的理解与认同，这样才能有利于学习与建立自信心。这就像万丈高楼必须打好地基一样。否则，哪怕是日后成了博士或老专家，遇到问题时也会困惑与动摇。《伤寒论》《金匮要略》之所以被后人称为经典临床课，是因为它是中医学最早也是最基本的中医临床思维架构，故而蕴含着对现代临床重大而深刻的指导潜力，能提供临床思维的指南与成功方证的典范所带来的启发作用。例如，如何从天人相应观出发，认识人体的三阴三阳辨病及其时相变化，这是理论联系实践的最好范例。没有中医的理论思维，就没有中医的临床思维，对病因病机分析便无基础，方药研究便脱离传统认知的方向。治疗上又如何辨证定方、辨病选方呢？在小青龙汤方证条中，引出的因、机、症、方、药思维方式等诸多的中医基本临床思维，均源于此经典，并可以得到启发。因此，学习经典的时候，除了先理解它的基本临床思维架构与重要方证外，还需要日后反复带着临床中的问题学，寻找应用它的吻合点。这个过程也许需要点悟性，才能活用经方。可以这样说，创新思维是活用经方的灵魂。温病学派各家是对伤寒的继承与发展补充，故温病学也是一样的。因此，对它们的基本临床思维应有一个明确的认识，作为基本准则。这也是临床思维能力的基础与核心。而对后世的进步、各科的特点、对症治疗的知识，尤其现代医疗的进展，更应记取，从中获得更直接的经验借鉴与思维新花的收集。这些后世与现代的技术方法与思维的发现与发展，使得中医临床思维方式得到日渐丰富、成熟，并日益成为一门新学科。这些内容是更贴近现代医疗实践的客观存在，弥足珍贵。研究中医临床思维方式的过去与现状，使之发展成为一门新学科，这一学科不懈地、创新性地阐释古老的中医理论，是为了在还原其科学的本来面目的同时，不断地联系与总结各专科特色，活用古方新药的新经验、新进展，使之能在现代医疗实践中更准确、明晰与应验，从中取得共性认知以启迪未来。这就是我们提出现代中医临床思维学的目标意义所在。这必将对提高中医临床水平产生巨大的推动作用。笔者对相关理论与实践研究多年，并把心得在此进行理论解读、资料摘引并推介给后学，以供参考，使后学以中医临床思维为主线，熟知相关的知识与进展，提供掌握与熟知古今较重要的、有代表性的方证理论与实践知识，引导读者学会正确运用这些方证知识的临床思维方式，以便提高疗效，促进人才成长；期望学者阅读之后，能调动起自己的发散思维，创新性地运用到自己的临床医疗实践中，相信必能对临床思维能力的提高有所帮助！

五、现代临床思维动态举隅

（一）象数思维的医学整理与发掘

国医大师夏桂成发现生殖功能的正常依赖规律的月经周期，并提出"经间期学说"，将月经周期演变与阴阳消长转化的运动变化联系起来，对女性周期调控提出以"心（脑）-肾-子宫生殖轴"为中心的圆运动观点，创立了调整月经周期节律法，发现阴阳消长转化运动存在着"7、5、3"奇数律。夏氏认为，血固然重要，阴精更重要；养阴必须与经后初、中、末三个时期相结合，又必须与"7、5、3"奇数律相结合；促进卵子成熟，用归芍地黄汤（当归、白芍、山药、山茱萸、熟地黄、牡丹皮、茯苓、泽泻），药剂数按"7、5、3"奇数律定；经间排卵期，首重活血通络，以促局部冲、任、厥阴、少阴四经血气活动，形成氤氲状态，排出卵子，用夏氏促排卵汤（当归、丹参、赤芍、泽兰、红花、茺蔚子、香附）；经前期阳长阴消是主要特点，治疗以助阳为主，用右归丸、毓麟珠等加减，常用鹿角片、菟丝子、巴戟天、续断等。

中国科学院院士仝小林教授首倡方药量效研究，提出传统上制方大小定用量，处方剂型定用量，因药性、药效施量，因配伍施量，因服药反应施量，因服药法施量等，并概括为下述几句话：

辨治理法方药量，药量精准处方成；大小缓急定方量，丸散汤荡分剂型；煮散汤剂减一半，丸散十分之一成；经方十五危急证，慢病九克即管用；预防调整治未病，一两三克即相应；随证施量基本策，用量调整看反应；效毒确定最佳量，个体治疗最高明；一病有一治疗窗，异病同治量不同。

仝小林教授的量效研究是卓有成效的，这也是象数思维在医学领域很重要的一方面表现。另外，药方按此比率计量则是值得关注的一方面，保证了方药的比率，就保证了成分配伍比例的优化及药效。比如，当前日本汉医学中仍通行的各种方药冲剂，如小柴胡冲剂、小青龙冲剂等，每剂剂量仅数克，但在日本仍通行，估计也有一定效果。

孙桂芝教授常用蜂房治疗乳腺癌、卵巢癌、肺癌等。她认为蜂房外形如盖，中空多窍，形与肺脏、乳腺、卵巢等相似或相近，故可取象比类，将蜂房用于治疗上述各类癌症；同时，将蜂房与生蒲黄配合，可活血消肿、解毒排脓、去腐生肌，用于治疗各种溃疡、肿毒。据一些药理研究，蜂房有抗肿瘤、促进癌细胞凋亡等作用，也有杀虫止痒作用。也有人参考《太平圣惠方》用补益桑黄丸治疗瘤疾，桑黄是桑树的寄生菌，顺此思路，槐耳、云芝、猪苓、土茯苓等植物之瘤治人之瘤也值得探讨。国医大师颜德馨受父亲颜亦鲁启迪，从取象比类思维出发，尝试用雄黄治疗各型急性白血病，可降低白细胞，对红细胞和血小板无影响，结合化疗可起到协同作用，同时也可作为维持缓解期的药物，并把雄黄制成 0.5 克 / 粒胶囊，以便服用。

（二）"旧证"对"新病"的活用

现代患者常把西医的诊疗结果摆在中医师桌面上来，促使现代中医运用象数思维与医学理论探求解决疾病。首先是"旧证"对"新病"的活用。如蔡瑞康用甘草制剂甘利欣治疗湿疹皮炎，血宝胶囊治白癜风，大黄䗪虫丸配合梅花点舌丹治囊性疾疮。马玉琛用迎香穴治房颤。朱逸颖用小儿琥珀猴枣散治老人发热。储水鑫用蜈蚣、淫羊藿治阳痿。刘小平引申葛根解肌为"起阴气""生则破血"，用于治疗冠心病、高血压等，并用大剂葛根治输尿管绞痛，甚至痛经，均从解痉而来。李玉奇教授引申舌诊与胃镜下胃的望诊，总结遣方用药的规律与思路，特意用相反相畏之药配伍治瘤疾。贺丰杰教授从地龙杀精悟到地龙可以杀滴虫，香料防霉悟到丁香抗念珠菌等。这些都是在实践中发现"新病"的病因病机并活用"旧方"而取得的进展。

（三）深化病因病机认知，创新疗效

广东国医大师禤国维从毒论治皮肤病，自拟皮肤解毒汤，由乌梅、莪术、土茯苓、紫草、苏叶、防风、徐长卿、甘草组成。全方关键在解除外邪之毒与内蕴之毒，并据病邪轻重加减。国医大师李佃贵倡导从祛除浊毒角度论治若干消化系统疾病，如通过截断浊毒的生成以化浊解毒。①以健脾除湿解毒，用参、术、苓、苡、萹等药。②以芳香辟浊解毒，用藿香、佩兰、砂仁、蔻仁等。③以清热化浊解毒，用黄连、黄芩、黄柏、栀子、龙胆草等。④以祛痰涤浊解毒，用瓜蒌、半夏、黄芩等。⑤以攻毒散浊化毒，以毒攻毒，用全蝎、水蛭、蜈蚣、白花蛇舌草、半边莲、半枝莲、绞股蓝等。若是肝硬化，李佃贵自拟化浊解毒软肝方：茵陈 15g，垂盆草 12g，田基黄 12g，龙胆草 12g，当归 15g，香附 15g，川芎 9g，白术 15g，茯苓 12g，佛手 15g，香橼 15g，鳖甲 15g，龟甲 15g，虎杖 15g，泽泻 12g，炮山甲 9g（现用替代品），随证增减。张杰教授稍有不同，从虚、毒、瘀论治肝硬化，自拟软肝煎加减：黄芪 30g，党参 20g，丹参 30g，三七 10g，当归 15g，生地黄 15g，枸杞子 30g，茵陈 20g，炒栀子 15g，垂盆草 30g，白花蛇舌草 30g。

姚高升教授从虚、热、瘀、毒论治系统性红斑狼疮，虚用补中益气汤，重用黄芪，热用青蒿、鳖甲消瘀毒，针对病理产物用桃仁 20g，红花 12g，蒲黄 12g，五灵脂 12g，乳香 3g，没药 3g，鸡血藤 30g，白芥子 12g，甚或用雷公藤 15g。沈舒文教授提出痹证当辨经、络、骨。藤走经，而虫走络，辛热止痛释寒凝；关节肿大消痰瘀；骨损变形温督阳。藤走经，用络石藤、忍冬藤、海风藤之属；久痛入络用虫类药，如蜈蚣、白花蛇、土鳖虫之属；痛剧寒凝用制川乌、制草乌、附子等辛热之药；关节肿大用制南星、白芥子、威灵仙、土鳖虫等消痰化瘀；骨损变形用巴戟天、鹿角、桑寄生等温督阳，或佐通络的土鳖虫、蜈蚣、刘寄奴等。其中，河蟹配土鳖虫化瘀消肿、散关节囊凝滞之物有良效。国医大师朱良春倡导攻补兼施，善用虫类药治疗肿瘤及各种顽疾，如莪术、水蛭、蜈蚣、壁虎、土鳖虫、干蟾皮、蛇蜕、蜂房、全蝎、半枝莲等。裴永清教授指出很多顽疾如脑梗、神经血管病、各种结节、肌瘤在治疗中配用抵当汤会明显提高疗效，如甲状腺结节、乳腺增生、子宫肌瘤用逍遥散、消瘤丸等配合抵当汤，疗效显著。这些均是用虫类药活络的宝贵经验。

综上所述，经过近几十年的实践，现代中医诊疗认知在不断深化提高，不断创新"旧证"对"新病"的活用，对病因病机的认识探讨更深入，从而提高了疗效。

（四）西医方法研究中医之证与药

马玉宝提出"证"的研究思路：组织胚胎学家们无法解释受精卵最初为什么形成了12个细胞而不是16个或其他，这12个细胞恰恰形成了12个经络群组，对各个经络群组功能活动外在表象的研究可揭示十二经"证"的本质内涵。

沈自尹指出：肾阳虚的物质基础是甲状腺激素促进能量代谢的氧化磷酸化过程；淫羊藿总酮（EF）对大鼠有抗衰老作用；干细胞有"藏精"的特性；EF激活肾上腺皮质干细胞增殖和迁移，从而促进肾上腺皮质再生，能显著促进神经干细胞增殖，提供为干细胞增殖分化的有利微环境。

牟洪指出：糖尿病新生血管生长因子作用于新生血管致眼底出血，可用活血化瘀法治疗。祁宝玉说：《张氏医通·七窍门》称眼底出血时"视瞳神深处，有气一道，隐隐袅袅而动"，现代检查不仅可以确诊眼底出血，连出血的程度和部位都可以发现，整体辨证用归脾汤治疗，结合眼底出血量和色泽新旧的变化用止血药，治疗更加细致。

综上所述，现代医家结合新的诊疗手段，运用象数思维，在医学上进行发掘整理，在实践中不断探索深化对病因病机的认识，创新治疗方法，符合"法于阴阳，和于术数"的防治思想，显著提高了疗效，取得了非常巨大的进步。现代医家既借鉴了历代医家的学术成就，又参考了现代医学的各种诊疗知识，运用中医理论及其象思维泛化吸收认知它，也就是说，取西医之象，比中医之类，把西医的检查、诊断作为现代中医思维的显微镜、望远镜，应是中西医结合的中医方法，对诸多顽疾提出浊、毒、痰、瘀、伏邪与虚等新的病因病机认识，更能准确反映现代诸疾的本质。同时，运用现代科学实验研究中医的证与药，取得的成果更令人鼓舞。这些研究首先阐明了中医"证"的科学性，由于"证"的概念来源于象思维在医学理论上的延伸，故可以说是唯象中医学在几个重要节点获得的证实，阐明了中医学的证"是什么"的问题；此外，又取得了使用三氧化二砷治疗白血病，用青蒿素治疟成功并获得诺贝尔奖等成就，更准确证实了中药能治病的"为什么"的问题。

第五章

———

验案选介

一、病毒性肝炎黄疸案

【基本资料】

刘某，男性，时年 20 岁。

患者因其父病重，日夜侍候，操劳忧虑月余，竟染黄疸肝炎，到某医院注射肝安等治疗 2 周，病情反而加重。于 1998 年 3 月 7 日到我科住院治疗，诊断为阴黄（病毒性肝炎）。

刻诊：眼黄，肤黄晦暗，面色黧黑，恶心少纳，舌白胖淡有齿痕，苔白滑，脉沉细弦。B 超检查：肝脾不大，胆道无异常。肝功能检查：谷丙转氨酶 47U/L，总胆红素 697.9μmoL/L，总蛋白 72U/L，白蛋白 44U/L。乙肝两对半检查：HBsAg（＋），HBeAg（＋），HBc（＋）。尿三胆检查：胆红素（+++），余正常。大便常规正常。

【辨证论治】

入院之初，曾先用小柴胡汤或五苓散加溪黄草、土茵陈、半边莲等中药治疗半月无效，后虑其忧虑操劳，气郁血结，复感湿热邪毒而发，黄而晦暗，必夹瘀血，营卫不和，湿毒不除，病难得解。乃拟桂枝加黄芪汤加半边莲、溪黄草、土茵陈，每日 1 剂。

【随诊过程】

二诊：患者服药 2 周后，1998 年 3 月 30 日复查肝功：谷丙转氨酶 118U/L，总胆红素 346μmoL/L，间接胆红素 94pmoL/L。尿胆红素（−）。再按上方加减。

处方：北黄芪 30g，桂枝 10g，赤芍 10g，生姜 10g，红枣 4 个，炙甘草 8g，三棱 10g，莪术 10g，土茵陈 30g。

上方进退月余，至 5 月 4 日复查 B 超：肝胆脾未见异常。肝功：谷丙转氨酶 36U/L，总胆红素 26μmol/L，直接胆红素 4.8μmol/L。临床治愈出院。

【按语】

此患者治疗过程中舌象变化较明显，入院时舌淡胖有齿痕、苔白滑，黄疸未退时，舌象无变化。随着病情的好转，舌质从淡白转淡红，舌胖齿痕也消减，提示因瘀夹湿的证治，既需祛瘀，又需散湿。

二、补阳还五汤加味治疗脑梗死合并急性上消化道出血案

【基本资料】

陈某，男性，时年 82 岁。

患者因右侧肢体麻木、乏力 8 天收入我科病房。

刻诊：左侧肢体麻木、乏力，不能行走，语言不利，二便失禁，无意识丧失，无恶心呕吐，无口角流涎，无吞咽困难，胃纳及睡眠正常，舌淡暗苔白，脉细弦。曾在外院使用抗凝、血管扩张剂等治疗。查体：神清，表情淡漠，发音不清，对答欠满意，被动体位，右侧中枢性面舌瘫，双眼全盲，颈软，颈无抵抗，左上肢肌力 3 级，左下肢肌力 2 级，右侧肢体肌力 1 级，四肢肌张力减低，偏身感觉减退，病理征（－）。外院头颅 CT：左侧额叶脑梗死，脑萎缩。

【辨证论治】

中医诊断：中风。西医诊断：脑梗死（左额叶）；脑萎缩。证属脾虚失摄。予中药益气活血通络之法，补阳还五汤加减。

处方：北黄芪 100g，赤芍 10g，防风 10g，桃仁 6g，川芎 10g，当归 10g，党参 30g，地龙 10g，远志 10g，蜈蚣 3 条，淫羊藿 15g。

【随诊过程】

二诊：上方服用 5 剂后，患者出现烦躁、出汗，急查心电图示房性早搏伴短暂房速。后患者呕吐褐色血液 1 次，量约 100mL。测得血压 110/70mmHg。急查凝血：PT 191 秒，FIB 4.67g/L，APTT 403 秒。考虑为急性上消化道出血，可能与使用血管扩张剂及抗凝剂有关，即停用此类药物。患者次日再次呕血 1 次，量约 300mL，排柏油样黑便

3 次，量不多，舌淡暗苔白，脉细弦。中药改用益气行气止血之方，予四磨汤加味。

处方：党参 15g，槟榔 15g，乌药 10g，沉香 5g（后下），川芎 6g，大黄炭 10g（先煎）。

三诊：服药后 3 周，患者不再呕血，大便 3～5 天排一次，色黑质硬量少。上方去大黄炭，加北黄芪 60g。

四诊：服药 1 周，患者大便转黄，质硬难解，进食少，左侧肢体肌力有所改善，仍觉右侧肢体乏力，发音欠清，小便失禁，舌淡暗，苔黄白干，脉弦细。中药投以健脾益气，和胃消食方。

处方：山楂 10g，瓜蒌仁 10g，莱菔子 15g，牛膝 10g，鸡内金 10g，山药 10g，党参 15g，白术 15g，柴胡 6g，白芍 12g，枳实 6g，炙甘草 6g，谷芽 15g，冬瓜仁 20g，陈皮 10g。

1 周后，患者胃纳好转，中药改用补阳还五汤加减治疗，并加强针灸、功能锻炼、语言训练等。10 天后，患者肢体肌力明显改善，能扶持行走，步态平稳，左侧肢力 4 级，右侧肢体肌力 3 级，发音较前清晰，对答切题但少言，胃纳正常，小便多，大便黄中带黑，因经济困难要求出院。

出院后，患者坚持门诊服用补阳还五汤 2 个多月，四肢肌力恢复基本正常，除个别字念不清外，余一如常人。

【按语】

本例患者病属"中风"范畴，入院时证属气虚血瘀，施以益气活血通络法治之，方选补阳还五汤加减。方中北黄芪、党参补气，赤芍、桃仁、川芎活血祛瘀，防风、地龙、蜈蚣祛风搜络，淫羊藿、当归补肾滋血，远志化痰开窍。但患者因年老体弱，不能承受血管扩张剂、抗凝剂的峻猛之性，导致上消化道出血，急则治其标，遂改用益气行气止血之方四磨汤加减。方中槟榔、乌药、沉香行气，党参益气扶正，川芎祛瘀生新，大黄炭止血。服药后，患者出血停止，大便转黄后，进食少，大便硬而难解，考虑久病脾胃虚弱，食滞胃脘，施以健脾益气、和胃消食之法，异功散合四逆散加减。方中山药、党参、白术、炙甘草健脾益气，山楂、瓜蒌仁、莱菔子、鸡内金、谷芽和胃消食，陈皮、柴胡、白芍行气柔肝，枳实行气导滞。药后，患者脾胃得运，气血得生。最后再用宁风汤益气补肾、活血通络，配合针灸、功能锻炼等治疗，患者肢体功能明显恢复。

中风的治疗除药物选择外，治疗的时机亦显得极为重要，尤其是发病后的 3 个月内。此时若能把握时机，采取各项积极治疗措施，患者的恢复往往是较为理想的。

三、柴羚地黄汤加味治疗小儿外感发热案

【基本资料】

谢某，男性，时年 2 岁。

平素体质虚弱，易感冒，10 天前天气转凉，恶寒后发热，高热时易抽搐少咳，不懂咳痰，伴鼻塞流涕，反复发热，间断注射 7 天抗生素热未退，由父母抱来求诊。

刻诊：咽喉较红，舌红苔白，脉浮数。

【辨证论治】

证候诊断：虚人外感风热，热盛动风。治法：小柴胡汤加葛根和解少阳、解肌透表，合用羚角地黄汤助厥阴营血。

处方：柴胡 8g，黄芩 6g，甘草 4g，葛根 10g，法半夏 6g，桔梗 6g，党参 6g，羚羊角 3g（先煎），生地黄 12g，牡丹皮 6g，白芍 6g，生姜 6g，菊花 6g，地骨皮 6g，荆芥 2g（后下），金银花 12g，连翘 12g。

【随诊过程】

二诊：患者上方服用 1 剂后，次日热退，续服 2 剂后来复诊。尚流涕，少许咳嗽，舌淡红苔白，脉浮。思其余邪尚存，正气未复，施以益气健脾、疏风宣肺之法，四君子汤加减如下。

处方：白术 5g，党参 5g，山药 6g，茯苓 6g，陈皮 5g，甘草 2g，桔梗 6g，谷芽 8g，菊花 4g，苏梗 3g，牵牛子 4g，法半夏 5g。上方服

用4剂后，症状消失。

【按语】

此例外感发热抽搐案属于虚人感冒，热入营血动风，恶寒后发热乃主症。"伤寒三日，少阳受之"，属小柴胡汤证。小柴胡汤原本是和解少阳，主治寒热往来之方，是通过枢转人体少阳的阳气与津液，和解透邪气而达到整合寒热的调节作用。故以小柴胡汤和解少阳枢机为主，加葛根解肌透表；但患儿厥阴营亏木旺，需辅以羚角地黄汤助厥阴营血，透解少阳邪热，并能防柴胡劫肝阴。有些小儿发热稍高就会抽搐，就是营亏木旺，肝内易动，此时最宜此方。加金银花、连翘、菊花、荆芥疏风清热解表，终得良效。

笔者认为小柴胡汤加味治疗感冒有明确的疗效，应以发热恶寒为主症，而不是以咳嗽为主症。小柴胡汤是退热良方，临床早有报道，但如果第一天发热的患者就用小柴胡汤多数不灵；第二天用药，应在小柴胡汤中加解肌药；第三天值少阳期，用之有效；发热第三天以上，用小柴胡汤疗效较好。小柴胡汤不仅是治疗外感病的常用方，也是治疗内伤杂病的重要方，特别是对其退热功能临床报道颇多，但辅以羚角地黄汤透解少阳邪热，尚属首创。需要注意的是羚羊角性味咸寒，不宜久用，热退及热度不甚高时应停用或不用，以免损伤阳气。上述少阳厥阴合病的案例，不论小儿、成人均不少，这也从医疗实践上说明厥阴营血储调系统是少阳游离阳气、整合寒热调节的支持系统。

四、大柴胡汤加减治积聚（淋巴瘤）案

【基本资料】

苏某，男性，时年16岁，学生。

患者1个月前因进食炒花生，五六小时后突觉腹痛，以左上腹为甚，但未放射到腰背部，无发冷、发热及恶心呕吐，服止痛药后，腹痛可暂时缓解，停药后腹部经常闷痛、胀痛，曾到我院门诊部就诊，服中西药治疗症状无明显好转。10多天后，患者发现左上腹部有一拳头大包块，表面无红肿发热的感觉，食欲减退，逐日消瘦，当时未予重视，故未复诊。近日，腹痛加重进食量减少，伴口苦口干、大便秘结、小便黄，故于我科治疗。

刻诊：腹痛腹胀，左胁下积聚、如拳头大、拒按，纳差，乏力，面青羸瘦，口苦咽干，大便硬结，小便黄短，舌苔黄腻，脉弦数。查体：神清，体瘦，面色苍白，营养差，腹肌稍紧张，左上腹轻度压痛，并可触及一约 5cm×6cm 大小的包块，隆起，质硬，活动度不大。血常规：白细胞 $19.0×10^9$/L，中性粒细胞 85%。B超：肝区稀疏微波，脾不大，左上腹包块不明显。胸透：肠腔内见大量积气，未见明显液气。

【辨证论治】

中医诊断：积聚。西医诊断：淋巴瘤。证属脏腑积热内结。治法以通腑泻热，活血祛瘀之法。

处方：黄芩 9g，白芍 12g，大枣 12g，法半夏 9g，枳实 9g，柴胡 12g（缺药），生姜 12g，大黄 12g。

【随诊过程】

二诊：患者服上方 4 剂后，症状无明显变化，改服下方。

处方：柴胡 9g（缺药），黄芩 9g，大枣 9g，法半夏 9g，枳实 9g，生姜 3g，白花蛇舌草 30g，三棱 6g。

三诊：患者服上药 4 剂后，腹痛稍减轻。查体觉腹部包块比原来增大、隆起、质硬，轻度压痛，舌苔微黄，脉弦。当天请外科会诊，考虑：淋巴瘤，肠系膜瘤（？），横膈膜肿瘤（？）。建议用环磷酰胺诊断治疗。中药改用活血行瘀法，方选膈下逐瘀汤。

处方：五灵脂 5g，当归 10g，川芎 10g，桃仁 10g，牡丹皮 6g，赤芍 15g，乌药 15g，延胡索 10g，甘草 6g，香附 15g，红花 3g，枳壳 9g。

四诊：此方连服 4 剂后，患者症状好转，腹痛减轻，腹平软，无隆起，左上腹压痛不明显，包块明显缩小、质变软，食欲增多，大便畅通，小便正常。续服下方。

处方：鸡血藤 15g，青皮 9g，白芍 9g，枳实 9g，土鳖虫 9g，法半夏 9g，茯苓 9g。

五诊：服药 14 剂，患者精神好，胃纳好，二便正常，腹部包块基本消退。

后患者腹部包块全部消失，身体健壮，次年元月参军体检合格。

【按语】

此证初拟大柴胡汤，《神农本草经》曰柴胡能治"心腹肠胃结气，饮食积聚，寒热邪气，推陈致新"，但缺柴胡，痞块成积成聚，与日俱增，面青体羸，包块隆起日甚，来势颇凶，急拟膈下逐瘀汤等活血化瘀之剂，方使邪结得散，气血得通，提示活血化瘀对肿瘤治疗的意义和价值。

五、附子粳米汤治胃肠功能紊乱案

【基本资料】

张某，女性，时年 43 岁。

患者因腹痛、肠鸣反复发作 3 年于 1978 年在某医院内科住院月余，胃肠钡餐、肝功能均正常，考虑为胃肠功能紊乱，但治疗后临床症状改善不明显，出院后来我院中医门诊就诊。

刻诊：腹痛，胃脘痛，肠鸣，时伴呕吐，面黄胖，大便溏，日 2～4 次，舌淡红、胖，苔黄腻，脉弦缓。

【辨证论治】

辨证属痰饮留于肠间。治用《金匮要略》之附子粳米汤加减。

处方：法半夏 30g，熟附子 10g，薏苡仁 10g，生姜 3 片，大枣 3 个，炙甘草 5g。

患者服药 4 剂，腹痛、肠鸣缓解，按上方略加减，连服 50 余剂而痊愈。

【按语】

临床中胃肠功能紊乱患者屡见不鲜，多为里夹痰饮郁积，气虚不受补，郁热不受凉，而见舌苔滑腻，或黄腻，主要为水饮留于胃肠之间所致。这类证候用理中汤治疗有效，但常不够理想。《金匮要略》说"水走肠间，沥沥有声"可用己椒苈黄丸，却并未进一步阐明此方的适应证候。以药测证，此方应是攻逐水饮之方。笔者体会，附子粳米汤是此病的温化之方，临床更适宜应用。例如，曾治实习生李某，慢性结肠炎，腹痛便秘与稀便交替出现，苔白腻，四肢不温，用此方合桂枝倍芍药汤 10 余剂而愈；又某少年肠鸣、腹痛、呕吐，钡餐检查钡剂不能通过，属肠梗阻，用此方加黄连、木香、白芍，3 剂，腹痛、呕吐即缓解，再连服 10 余剂而愈。《本草衍义》说："半夏，今人惟知去痰，不言益脾，益能分水故也。脾恶湿，湿则濡而困，困则不能制水，《经》曰湿胜则泻。"此说明了半夏有化痰分水以止泻的作用。另外，《太平惠民和剂局方》之半硫丸可治老人冷秘，取半夏配硫黄除积冷痰涎而通便。本方以半夏配附子，治寒饮留积之肠鸣腹痛。对照细味，二者实有异曲同工之妙。

六、归脾汤治疗功能失调性子宫出血案

【基本资料】

徐某，女性，时年 36 岁。

患者近 3 个月来月经过多，曾在我院妇产科门诊就诊，病理活检示增生性子宫内膜，考虑为功能失调性子宫出血，予黄体酮、刮宫等处理仍血流不止，经人介绍来诊。

刻诊：面色苍白，口唇淡白，小腹迫痛，腰酸痛，胃纳欠佳，二便调，月经量多、色淡红，舌淡红苔白腻，脉沉细。

【辨证论治】

中医诊断：崩漏。西医诊断：功能失调性子宫出血。证属脾虚失摄。拟益气健脾、养血统血之法，方选归脾汤加味。

处方：白术 10g，茯苓 10g，党参 15g，炙甘草 8g，北黄芪 20g，红参 6g（焗），血余炭 10g，远志 6g，木香 3g，当归 10g，酸枣仁 20g

（先煎），桂圆肉 10g，菟丝子 10g，川断 10g。

【随诊过程】

二诊：患者上方服用 3 剂后，出血停止，腰腹痛减轻，舌淡红苔白，脉沉细，嘱其续服 3 剂再复诊。

三诊：患者正值经前期，中药改予逍遥散加味以调经。

处方：柴胡 12g，白芍 15g，白术 10g，茯苓 15g，炙甘草 8g，当归 10g，丹参 20g，枸杞子 15g，菟丝子 15g，柏子仁 15g。

后熟人来告，患者月经量基本正常。

【按语】

本例月经过多，出血不止案属于西医功能失调性子宫出血，予黄体酮、刮宫等处理仍血流不止，遂求诊于中医。中医学将此病归入"崩漏"范畴，或血热迫血，或瘀血阻络，或气虚失摄，或肾气不固，皆可导致月经淋沥不尽，严重损害妇女的身心健康。初诊时，考虑患者病程已 3 个月有余，结合患者月经量多、色淡红，面色苍白，口唇淡白，舌淡红，苔白腻，脉沉细，中医辨证为脾虚失摄、气血两虚，治拟益气健脾、养血统血之法，方选归脾汤加味。方中白术、茯苓、党参、炙甘草、北黄芪、红参益气健脾；当归、桂圆肉养血；菟丝子、川断补肾填精；木香行气，使补而不滞；远志、酸枣仁养心安神；血余炭止血。全方共奏益气健脾、养血止血、养心安神之功。脾得健运，气血得充，血能自止。经前肝气易郁，故月经来潮前宜健脾疏肝调经，方用逍遥散加味。方中柴胡、白芍疏肝；白术、茯苓、炙甘草健脾；当归、丹参养血活血；枸杞子、菟丝子补肾养精；柏子仁养心安神。全方共奏健脾疏肝、补肾调经之功。最终患者月经基本正常，顽疾得除。

七、活用麦门冬汤加味治疗妊娠恶阻案

【基本资料】

周某，女性，时年 30 岁。

患者怀孕2个月。1周前出现恶心呕吐，1天6～8次，咽干，胃纳欠佳，无腹痛及腹泻，无嗳气及反酸，无咳嗽，二便正常，曾输液3天症状未见好，食卧不安，深为所苦，遂来求诊。

刻诊：精神不振，面色欠红润，舌淡红苔白干，脉弦细滑。

【辨证论治】

诊断：肺胃阴虚有热，胃气上逆。治法：养阴清热、降逆止呕。麦门冬汤加味。

处方：麦冬20g，法半夏3g，党参10g，红枣4个，山药10g，竹茹10g，枸杞子10g，女贞子10g，橘红10g，生姜10g，枇杷叶10g，炙甘草8g。

【随诊过程】

二诊：患者上方服用3剂后，诉呕吐次数减少为每日3次，精神好转，胃纳渐进，仍觉咽干，舌淡红苔白干，脉弦细滑。守上方再服4剂。

三诊：患者诉恶心呕吐消失，但口淡，胃纳尚可，睡眠正常，舌淡红苔白，脉细滑。遂改用陈夏六君子汤以善后，拟方如下。

处方：陈皮6g，法半夏6g，党参15g，白术10g，茯苓10g，炙甘草6g。

随访2周，未见复发。

【按语】

妊娠反应是不少孕妇妊娠过程中的必有经历。现代医学认为妊娠剧吐，可能与内分泌、绒毛异物反应及精神因素有关。中医则把严重的妊娠反应归属于"妊娠恶阻"范畴，认为它的发生机理是冲脉之气上逆、胃失和降，并认为脾胃虚弱及肝胃不和是本病的常见病机，常用陈夏六君子汤及苏叶黄连汤加减治疗。笔者认为，妇女妊娠期间，既要供给自己的营养物质，又要供给胎儿营养物质，耗伤大量阴液，容易出现阴液不足，虚热内生，上炎于肺胃，以致胃气上逆，出现恶心呕吐，肺气上逆则咽干，而恶心呕吐、咽干正是主症，符合《金匮要略·肺痿肺痈咳嗽上气病脉证治》"火逆上气，咽喉不利，止逆下气者，麦门冬汤主之"的条文。故本案治疗当养阴清热、降逆下气止呕，方选麦门冬汤加味。方中重用麦冬为君药，甘寒质润，滋养肺胃，兼清虚火；配少量法半夏为臣药，降逆下气、和胃化痰，君臣相配有润燥相济之妙；党参、山药、红枣、炙甘草、生姜益气健脾、调和脾胃、培土生金而为佐使，生姜还有止呕之效；竹茹配法半夏化痰止呕；橘红行气化痰；杷叶清肺胃之虚热，使火去津生；枸杞子、女贞子滋补肾阴，制约相火，防其动胎元。全方共奏滋养肺胃之阴、清虚热、降逆下气止呕之功，气阴两补，调整阴阳，巩固胎元，终获良效。

妇女受孕以后，阴血聚于冲任以养胎，致使孕妇机体处于阴虚阳亢的生理状态，易"火逆上气"，造成冲脉之气上逆，胃失和降。加味麦门冬汤养阴清热、降逆下气止呕，且方中有不少益气健脾、调和脾胃的药物，一方多效，最终使阴液得复，虚火得降，脾胃得健，胃气得降，胎元得固。由此可见，临床选方用药不必墨守成规，拘泥于固定证型，要识得变通。善于抓住主症治疗，活用经方，才能取得较佳的临床疗效。

八、加味导赤散治失眠案

【基本资料】

陈某，男性，时年 41 岁。

患者失眠 2 年，深为所苦，常需服用安眠药才能入睡，近 2 周来睡眠较少，甚至整夜不能入睡。

刻诊：心烦，口苦，胃纳尚可，大便调，小便稍黄，舌红苔白，脉细弦。

【辨证论治】

诊断：心火炽盛，心神不安。治法：清心利尿、滋阴降火、交通心肾。投加味导赤散。

处方：生地黄 15g，通草 5g，竹叶 6g，灯心草 1g，女贞子 20g，牛膝 10g，夏枯草 10g，酸枣仁 20g，生甘草 6g，合欢花 10g，柏子仁

20g，丹参 20g，夜交藤 20g，郁金 20g。

【随诊过程】

复诊：服用 7 剂后，患者睡眠好转，心烦、口苦消失，小便正常。守上方加党参 10g，改生甘草为炙甘草 8g，以益气养心、补益和中。

再服 10 余剂后，患者睡眠渐佳。

【按语】

失眠是常见病证，尤其在生活节奏日益加快的今天，此病证尤其突出。失眠表现为入睡困难，或睡后易醒，醒后不能再睡，或时睡时醒，甚者翻来覆去，彻夜不能入睡，严重干扰了日常生活和工作，使患者精神饱受折磨。西医学往往把失眠归入神经官能症范畴，治疗无非是镇静安神，服用安定、舒乐安定之类镇静剂，但容易产生依赖性，一旦停药又旧病复发，治标不治本。中医把本病归入"不寐"范畴，认为"神安则寐，神不安则不寐""胃不和则卧不安"，其主要病机为脏腑功能阴阳失调，气血失和，致心神不安或心神失养。虚证多属阴血不足，责在心脾肝肾；实证多因肝郁化火，食滞痰浊，胃腑不和。治当补虚泻实，调整阴阳。虚者补其不足，益气养血、滋补肝肾；实者泻其有余，消导和中、清火化痰。

笔者把本病病因归于心火，乃因心主藏神，火邪扰心则神不安，无论是肾阴耗伤、水不济火、心阳独亢、心肾不交，还是五志过极、心火内炽，抑或宿食停滞，酿为痰火，均离不开心火扰乱心神，而致不寐。故治应清心利尿、滋阴降火、交通心肾，方选加味导赤散。方中生地黄、通草、竹叶、灯心草清心利尿，女贞子滋补肾阴以制阳，夏枯草泻肝火，牛膝配灯心草导热下行，柏子仁、合欢花、夜交藤养心安神。诸药合用则心火得泻，阴液得滋，心神得安。此非天王补心丹、黄连阿胶汤、酸枣仁汤类所能达到的效果。当然临证时还应根据兼证，灵活加减，而且要因人而异，不能一条方用到底，全盘照搬，往往会适得其反。

九、羚角钩藤汤加减治类中风（脑出血）案

【基本资料】

杨某，男性，时年 64 岁。

患者一周前头晕、呕吐，跌仆倒地，昏迷不醒，吐出未消化食物及痰涎，呼之不应，后能叫醒，但不能言语及活动，嗜睡，大小便无失禁，收入院治疗，西医诊断为脑出血，并用高渗糖、肌生片、青霉素等治疗，请中医会诊。

刻诊：患者神志不清，乱语，手足抽动，呃逆频作，舌红无苔，脉弦大。查体：神清，体瘦，面色苍白，营养差，腹肌稍紧张，左上腹轻度压痛，并可触及一约 5cm×6cm 大小的包块，隆起，质硬，活动度不大。血常规：白细胞 $19.0×10^9$/L，中性粒细胞 85%。B 超：肝区稀疏微波，脾不大，左上腹包块不明显。胸透：肠腔内见大量积气，未见明显液气。

【辨证论治】

辨证：肝风内动。治法：平肝息风。

处方：石决明 30g，钩藤 12g（后下），菊花 9g，白芍 12g，竹茹 9g，川贝母 3g，生地黄 18g，生晒参 15g，三七 2g，橘红 6g，生姜 3 片，大枣 3 个，石菖蒲 6g。

【随诊过程】

二诊：服上药 7 剂，患者神志稍清，痰稍减。上方去川贝母加地龙 10g。7 剂。

三诊：患者手足无抽动，呃逆止，能睁眼对话，欲食，舌净脉虚，仍守前方，7 剂。

四诊：患者神志清，疲惫，无抽搐，唯二便不禁，苔浮，脉虚。转拟下方补肾养心。

处方：熟地黄 30g，黄精 15g，熟附子 9g，肉苁蓉 12g，茯苓 12g，五味子 3g，远志 9g，石菖蒲 6g，人参须 3g，肉桂 1g，补骨脂 18g。7 剂。

五诊：患者服上药后无二便失禁，守方继服 14 剂。

六诊：患者食欲好，善后调理。拟下方。

处方：熟地黄 30g，黄精 15g，熟附子 9g，肉苁蓉 12g，茯苓 12g，五味子 3g，白芍 9g，枳壳 6g，党参 12g，炙甘草 5g，牛膝 9g。

服药 4 剂后，患者步行出院。

【按语】

如患者猝然昏仆、醒后正常，称厥证。此患者昏仆、乱语，醒后无瘫痪，西医诊断为脑出血，但未影响肢体活动，故不同于中风。治疗在平肝息风基础上，用三七活血化瘀止血，破中有止。呃逆频作，乃心气虚衰，急加人参以扶元气，扶正与祛邪相辅相成。

十、麻黄附子细辛汤加味治疗冠心病案

【基本资料】

孙某，男性，时年 81 岁。

患者胸痛，每遇天气变冷而发作，与情绪波动无关，疼痛时间长短不一，短则 1 小时，最长可达 24 小时，伴心悸、劳力性气促、畏寒，盖三床棉被仍觉冷，无大汗淋漓及胸前区压榨感，无左手臂及背部放射痛，无发热及咳嗽，胃纳、睡眠及二便正常。

刻诊：胸闷痛，心悸，舌淡暗苔白，脉沉弦。

【辨证论治】

中医诊断：胸痹。证候诊断：寒邪入心，心气不足。西医诊断：冠心病（心绞痛型），心房纤颤，心功能Ⅱ级。治法：温经散寒、益气活血。方用麻黄附子细辛汤加味。

处方：熟附子 10g，麻黄 6g（先煎），炙甘草 15g，细辛 5g，丹参 30g，柏子仁 20g，郁金 20g，党参 15g。

【随诊过程】

二诊：上方服用 4 剂后，患者胸闷痛、畏寒有所减轻，仍心悸，睡眠欠佳，舌淡暗苔白，脉沉细弦。考虑表寒已散，但心阳未通，仍应施予温通心阳、安神定悸之法，方选桂枝甘草龙骨牡蛎汤加味。

处方：桂枝 10g，炙甘草 15g，龙骨 20g（先煎），牡蛎 20g（先煎），生姜 20g，熟附子 10g，红枣 6 个，赤芍 10g，丹参 30g，柏子仁 20g。另加参附注射液静滴。

三诊：上方服用 3 天后，患者畏寒基本消失，心悸、胸闷痛好转，但因天冷服用过凉饭菜导致胃脘部闷痛，胃纳欠佳，大便稍烂，舌脉同上。改用四君子汤健脾和胃，真武汤温阳利水。

处方：党参 30g，白术 10g，茯苓 10g，炙甘草 15g，砂仁 10g（后下），熟附子 10g，白芍 10g，生姜 10g，麦冬 15g，五味子 10g，丹参 30g，柏子仁 20g，檀香 3g。

四诊：上方服用 4 剂后，患者双下肢水肿消退，畏寒、胸闷痛消失，胃纳转佳，二便正常。

【按语】

冠心病心绞痛属于中医学"胸痹"范畴。患者乃受寒后发作，主要表现为胸闷痛、心悸、畏寒，是由表寒入里，寒凝心脉，痹阻不通而成，故先用温经散寒、益气活血之法，予麻黄附子细辛汤加味。方中麻黄合附子温经散寒解表，细辛散寒化饮，党参、炙甘草益气养心，丹参、郁金活血行气通脉，柏子仁养心安神。药后表寒已散，但心阳未通，仍心悸、畏寒，故施予温通心阳、安神定悸之法，予桂枝甘草龙骨牡蛎汤加味。方中桂枝、炙甘草温补心阳，桂枝配附子温通心阳、开痹散寒，龙骨、牡蛎、柏子仁安神定悸，赤芍、丹参活血通络，生姜、红枣调和营卫。药后，心阳得通，畏寒自然缓解。但又见胃脘部闷痛、胃纳欠佳、大便稍烂诸症，乃因食饮寒凉所致，故用四君子汤益气健脾和胃；双下肢浮肿乃由阳虚水泛所致，故用真武汤温阳利水，终获良效。

十一、麻杏苡甘汤合三妙散加味治疗肿痹案

【基本资料】

陈某，男性，时年 76 岁。

患者双下肢肿 2 年，双膝痛 5 个月，手指肿 3 个月，门诊以特发性水肿、风湿性关节炎，于 2001 年 3 月 28 日收入院。

刻诊：四肢浮肿，下肢明显，足背青紫，活动困难，僵木，膝关节屈伸不利，舌淡红暗，苔白滑，脉沉细数。查心电图示窦性心动过速。

【辨证论治】

中医诊断：肿痹。证属湿热下注，阳气瘀郁。

处方：麻黄 10g（先煎），杏仁 10g，薏苡仁 30g，炙甘草 8g，莪术 10g，三棱 10g，熟附子 5g（先煎），石膏 20g（先煎），防己 15g，益母草 30g，牛膝 10g，车前子 10g，黄柏 10g，苍术 10g。

【随诊过程】

二诊：服药 7 剂，浮肿减，关节尚痛，脉沉数。改下方。

处方：麻黄 10g（先煎），白芍 10g，北黄芪 20g，炙甘草 6g，薏苡仁 30g，制川乌 10g（先煎），杏仁 10g，葛根 12g，黄连 5g，牛膝 10g，黄芩 10g，黄柏 10g，苍术 10g，海桐皮 15g，蜈蚣 2 条。4 剂。

三诊：患者药后肿未发，痛减，活动后诸症减轻，改用桂枝芍药知母汤加味。

处方：桂枝 10g，赤芍 30g，知母 8g，生姜 10g，炙甘草 8g，防风 10g，苍术 10g，熟附子 6g（先煎），麻黄 8g（先煎），三棱 10g，莪术 10g，杏仁 10g，薏苡仁 30g，黄芩 10g，防己 10g。4 剂。

四诊：患者肿消，下肢活动好，出院，予下方 14 剂续服。

处方：鸡血藤 15g，青皮 9g，白芍 9g，枳实 9g，土鳖虫 9g，法半夏 9g，茯苓 9g。

【按语】

本案双膝痛、下肢肿、足背青紫，属湿热下注，阳气瘀郁，先用四妙散合麻黄附子甘草汤加莪术、三棱、益母草通阳散瘀消肿，肿通痛减后用桂枝芍药知母汤加三棱、莪术活血散结善后。

分析病因病机在前，方证对应治疗在后，再随症加减，效果较好。

十二、水肿夹泄泻案（肾病综合征）案

【基本资料】

黄某，男性，时年 11 岁。

患者全身浮肿半年，多方治疗无效于 1973 年 12 月 20 日住院治疗。患者入院时全身浮肿，心悸气喘不能平卧，食欲不振，尿少。尿常规：尿蛋白（+++），尿白细胞（+），颗粒管型（+）。胆固醇24.2mmol/L。血压 153/110mmHg。确诊为肾病综合征。西药予氨体舒通、路丁 C、强的松、利血平、土霉素等，中药用五皮饮、桂枝附子汤加减治疗。患儿尿量稍增，但水肿仍未消退，尿蛋白（++）。1974 年1 月 4 日中午，患儿突然腹部烘热，体温 38.6℃，呕吐 1 次。次日下午又呕吐 2 次，腹泻 2 次，水样便，完谷不化，水多渣少。后呕已不作，但腹泻更甚，日七八行。西医认为，此为肠功能紊乱，予土霉素、颠茄酊、樟脑酊等，泻仍未止，但水肿大消。请中医会诊，认为此泻当因势利导，泻后消肿，然后用药调理，嘱进五苓散以分利之，西药仍继续使用。1974 年 1 月 9 日晚，患儿腹泻更频，量多色清，形神俱疲，懒言声微，表情淡漠，呼吸少气、浅快，腹部稍胀，皮皱肿消，面色暗滞，唇舌淡晦无华，四肢厥冷，脉沉微弱欲绝，急邀中医会诊。

刻诊：懒言声微，表情淡漠，呼吸少气、浅快，腹部稍胀，面色暗滞，唇舌淡晦无华，四肢厥冷，脉沉微弱欲绝。

【辨证论治】

证属久泻之后，邪却正伤，元气暴脱，急煎独参汤以回阳固气。

处方：北高丽参 1g，开水 2 杯浸数分钟，微火几沸，温服。

【随诊过程】

二诊：1974 年 1 月 10 日晨，其父诉患儿服药 10 分钟后精神即见好转，药渣再煎服 4 次，至今早仅泻 2 次，尿量亦增。察患儿神色好转，语言较前有力，腹胀减，肤燥肢冷，脉沉细微。此乃中寒之极，阳气衰微之证，思方议药，忆《伤寒论》："少阴病，脉沉者，急温之，宜四逆汤。"“脉微欲绝者，四逆汤主之。"即以四逆汤加谷芽15g，赤石脂15g。1剂，水碗半煲，取半碗，分2次温服。

三诊：1974年1月11日上午，患儿腹泻已止，腹胀全消，知饥叫食，精神好转，面色转红，四肢亦温，脉缓有力。此是阳气已复，中寒渐化。继用前方去赤石脂，加北黄芪15g，边条参3g，白术9g。3剂，日服1剂，煮法同前。

四诊：1974年1月14日，患儿每餐已能食稀粥2两，日4餐，自己下床外出，尿量正常，水肿全消，尿蛋白（－）。六脉有力，好转出院。拟原方带药出院，嘱照方服15剂，以图巩固。

出院后2个月，患儿复查尿常规尿蛋白（±），未见水肿，饮食正常，能上学念书。

【按语】

此病本属水肿，因久用通利之剂，温化湿邪，湿从大肠下趋，水肿因泻而消，中医用分利之剂，因势利导，慎守病机。待水尽气弱，急急补气回阳，继用回阳温中散寒，后用健脾益气以收全功。

十三、桃核承气汤加味治脑出血后植物状态案

【基本资料】

高某，男性，时年57岁。

2013年1月1日，患者因左基底节脑出血破入脑室、高血压病3级、继发性癫痫，入颅脑外科治疗，行左枕角脑室引流术、血肿清除术等，住院近半年，2013年6月26日，患者植物状态出院。出院前家属邀余诊治并开方携回配服。

刻诊：保留气管切开插管及留置胃管，患者呈植物状态，昏迷，目闭不知伸舌，腹壁拘急，脉弦有力。

【辨证论治】

治拟桃核承气汤加味。

处方：桃仁15g，桂枝10g，大黄10g，炙甘草8g，石菖蒲6g，川

芎 10g，葛根 20g，远志 6g，玄明粉 6g（冲）。每日 1 剂，连服 6 剂。

【随诊过程】

二诊：家属代诉，患者出院后服药 1 日，已能睁合眼，仍昏迷，痰鸣，失语，大便难，拟下方。

处方：桃仁 15g，桂枝 10g，大黄 10g，炙甘草 8g，玄明粉 6g（冲），竹沥水 1 支，生姜汁 1 匙，远志 8g，石菖蒲 6g，牛黄 1g（冲）。7 剂。

三诊：患者神稍清，大便通，痰鸣，夜不寐，烦乱，昼日睡眠昏沉。仍用桃核承气汤加葛根、川芎、远志、石菖蒲、牛黄、竹沥水、姜汁、蜈蚣、僵蚕、全蝎。7 剂，每日 1 剂。

四诊：患者喉间已能有吞咽动作，照上方继服 7 剂。

五诊：患者手能稍动，嘱在当地医院逐步关闭气管切口并拟下方加强涤痰之力。

处方：桃仁 15g，桂枝 10g，大黄 12g，炙甘草 6g，竹沥水 1 支，生姜汁 1 匙，牛黄 1g（冲），蜈蚣 3 条，远志 6g，石菖蒲 6g，僵蚕 15g。7 剂，每日 1 剂。

六诊：患者已完全关闭气管切口，自主呼吸，咳痰难，咽梗，痰鸣。改拟下方，仍以涤痰为主。

处方：枳实 10g，桔梗 6g，赤芍 30g，炙甘草 8g，竹沥水 1 支，生姜汁 1 匙，牛黄 1g（冲），桃仁 15g，薏苡仁 30g，黄芩 10g。7 剂，每日 1 剂。

七诊：患者咽梗减，痰减少，能吞咽，稍有意识，尚语謇，右偏瘫，舌红暗苔腻，脉弦。拟下方。

处方：北黄芪 100g，远志 6g，石菖蒲 6g，桃仁 10g，赤芍 10g，防风 10g，全蝎 6g，蜈蚣 3 条，僵蚕 10g，牛黄 1g（冲），何首乌 20g，大黄 12g，熊胆 1g（磨冲）。14 剂。

八诊：患者亲属喂食即可吞食，大便 4 天一行。上方加玄明粉 6g（冲）。14 剂，每日 1 剂。

九诊：患者能少许发声示意，痰不多。仍用桃核承气汤加全蝎 6g，蜈蚣 5 条，远志 6g，石菖蒲 6g，葛根 30g，川芎 10g，何首乌 20g，北黄芪 100g，防风 10g，赤芍 10g。14 剂，每日 1 剂。

十诊：患者近期极懒言，尿频。改用资寿解语汤加桃仁、大黄、玄明粉、远志、石菖蒲、桔梗。14剂，每日1剂。

十一诊：患者能语欲说，但语不清，语謇，偏瘫，右下肢能动尚有力。改用桃核承气汤合黄芪赤风汤加三七8g，熊胆1g，蜈蚣4条，全蝎6g，茯苓10g。7剂，每日1剂。

后复诊，患者能在家属扶持下练习行走，仍以右侧偏瘫为主，仍按前方加减。神困乏加少许红参、鹿茸，短期数服。血压升高，欲作癫痫，加熊胆、羚羊角加减调治。

患者间断服药至2014年6月，神志清楚，能准确表达，语能达意，但听力欠佳，能自行调电视频道观看电视，右侧偏瘫，仍需人扶持方能行走，因早期懒于练习，故依赖轮椅，左手能进食，二便可知晓，生活基本能自理。

【按语】

本案脑出血后用桃核承气汤是基于个人经验体会以太阳蓄血证论治的。通下颅内瘀血为整个治疗的核心。针对植物人状态，先致力于涤痰开窍，能早日关闭已切开的气管，从而实现自主呼吸。治痰必须肺心（脑）同治，以姜汁、竹沥加上牛黄、熊胆治心脑之痰；桔梗、黄芩、石菖蒲、远志、薏苡仁、桃仁、玄明粉清肺下痰，缓图取效。进而开窍，涤痰醒神益智，即在桃核承气汤祛瘀基础上用虫类药通窍，如全蝎、蜈蚣、僵蚕，又加熊胆、人参、茯苓等痰瘀兼治，益气活血，因而渐能吞咽饮食，神清而生活自理。后用补阳还五治偏瘫之类，应用与他人同，不赘。

此例患者有幸得瘳，有赖于家属经济条件许可及悉心照料，只可惜患者本人中早期不愿积极配合加强肢体活动锻炼，致使肢体自主运动的恢复并不如意。

如上所述，本案既有方证相对思维，又有分析病机、研判随症加减思维。临床中，医师积累了一些方证经验之后，治病时往往第一反应就是方证相对，继而思考辨析病机，再而比较对照后加减对症或合方对症，此为一种综合的思维模式。

十四、五核散合五子衍宗丸治疗附睾炎案

【基本资料】

谢某，男性，时年47岁。

患者因左侧睾丸疼痛半年，加重5天，于2003年8月3日收入中医科住院治疗。患者半年前行房后出现左侧睾丸疼痛，无发热恶寒，无射精困难，无排尿异常，局部无红肿，当时未予重视，最终疼痛自行缓解。5天前，上述症状复发，遂到我院外科门诊就诊。

刻诊：左侧睾丸疼痛，头晕，记忆力下降，腰酸痛，乏力，梦多，大便稍烂、每日1次，胃纳及小便正常，舌淡红苔白腻，脉细弦。精液化验无精子。

【辨证论治】

诊断：左侧附睾炎，无精子症。治予益气补肾、行气散结之法。予五核散合五子衍宗丸加减。

处方：枸杞子10g，覆盆子10g，车前子10g，五味子5g，党参15g，菟丝子10g，茯苓12g，荔枝核10g，芒果核10g，橘核10g，川楝子10g。

【随诊过程】

二诊：上方服用2剂后，患者症状变化不大，遂在上方基础上加用桂枝茯苓丸以加强活血祛瘀之力。

处方：桃仁5g，桂枝5g，茯苓6g，黄柏10g，川楝子10g，牡丹皮6g，赤芍5g，五味子5g，枸杞子10g，女贞子10g，覆盆子10g，菟丝子10g，车前子10g，荔枝核10g，芒果核10g，橘核10g，龙眼核15g，黄皮核15g。

三诊：患者服药7剂，诉左侧睾丸疼痛基本消失，仍头晕、汗多乏力、腰酸、睡眠欠佳，舌淡红苔白腻，脉细弦。遂加用黄芪注射液；中药守上方去荔枝核、芒果核、龙眼核、黄皮核。

2003年8月25日，患者睾丸疼痛消失，出汗减少，轻度头晕，腰

酸乏力，要求出院调治。

【按语】

疝者，古人谓前阴及小腹肿痛。本案睾丸顽痛，应属"㿉疝"范畴。《素问·骨空论》云："任脉为病，男子内结七疝，女子带下瘕聚。"而本病属于七疝之一。张景岳云："病名疝气，非无谓也，盖寒有寒气，热有热气，湿有湿气，逆有逆气，陷有陷气，在阳分则有气中之气，在阴分则有血中之气，从寒热虚实施治，俱当兼用气药。"故治疝之法，当以调气为主，再结合寒热虚实。本案选用五核散行气散结，五子衍宗丸益气补肾，考虑久病入络，加用桂枝茯苓丸活血祛瘀，虽有速效，但活血散结之药易伤正气，导致患者表虚出汗，故后配合黄芪注射液以益气固表，并减少活血散结之药，最终取得良效。

十五、小脑出血栓塞及脑积水案

【基本资料】

刘某，男性，时年 59 岁。

患者 10 天前工作时猝然头晕，急至医院就诊，作梅尼埃病治疗 3 天无效，头颅 CT 检查疑为肿瘤，近日发热、昏迷，遂来我院脑外科住院，确诊为小脑出血栓塞并积液，予开颅脑室引流，气管切开。

刻诊：昏迷，张口呈潮式呼吸状，呃逆，10 天未排大便，手微痉，发热，气促，痰不多，脉弦实。

【辨证论治】

证候诊断：肺胃阴虚有热，胃气上逆。考虑属太阳蓄血之类，拟下方。

处方：桃仁 10g，桂枝 5g，芒硝 10g，大黄 12g，甘草 8g。1 剂。

【随诊过程】

二诊：患者热退，呼吸平顺，呃逆未止，泻下黑便，西医谓上消化道出血，嘱勿处理。改拟血府逐瘀汤合旋覆代赭汤加竹茹。

处方：桃仁 5g，红花 3g，当归 5g，川芎 5g，赤芍 5g，生地黄

10g，枳实 5g，桔梗 5g，北柴胡 5g，牛膝 5g，旋覆花 10g，竹茹 10g，代赭石 30g，法半夏 10g，党参 10g，生姜 8g，炙甘草 6g。1 剂。

三诊：患者已清醒，呼吸平顺，无发热，18 小时未排大便，饥饿有食欲，无呃逆，脉弦。改拟小柴胡汤和解。

处方：柴胡 10g，黄芩 10g，法半夏 10g，生姜 6g，枳实 10g，赤芍 12g，地龙 10g，党参 10g，甘草 6g，川芎 6g，琥珀 4g，熊胆粉 0.5g，红花 3g，桔梗 10g。2 剂。

四诊：患者神清，呼吸欠平顺，因切开气管，故稍有痰鸣。改血府逐瘀汤合旋覆代赭汤加减。2 剂。

五诊：因胃管返流，患者停药 1 天。

六诊：患者神清，仍时有胃管返流。拟半夏天麻白术散加减。

处方：天麻 10g，法半夏 10g，陈皮 6g，茯苓 12g，甘草 3g，白术 10g，泽泻 10g，琥珀 5g，地龙 10g，赤芍 15g，川芎 3g。2 剂。

七诊：患者已拔脑室引流管，能讲话，诉头重痛，尚有少许胃管返流，因 2 天未食，无大便，按上方服 1 剂而安。

后转入中医病房调治月余，步行出院。

【按语】

此后，本人曾遇一患者，猝发行走步态不稳，头颅 CT 检查提示小脑梗塞，在神经内科住院近 1 个月出院，病情稍好转，但仍行走不稳，经人推荐来诊。患者无头晕头痛，二便自调，胃纳好，能安眠，舌红暗苔白，脉弦，拟桃核承气汤，连服 7 剂，大便日行二三次，步行渐稳，嘱继续服 7 剂后，改用天麻钩藤饮加三七、虎杖等，渐愈。

十六、小青龙加石膏汤加味治咳喘案

【基本资料】

梁某，女性，时年 62 岁。

患者咳嗽反复发作 4 年，近半个月加重。查胸部 CT：左上、中肺叶肺炎，右肺及左肺上叶支气管扩张，右上肺后肺大泡。2 个月前，患者检查发现右上腹包块并经彩超定位穿刺抽出黄色积液。

刻诊：昼夜俱咳甚，痰少黏白，咽痒，无自汗，无发热，平卧气促。

【辨证论治】

拟小青龙加石膏汤加味。

处方：麻黄6g（先煎），桂枝6g，白芍6g，石膏25g（先煎），炙甘草6g，干姜3g，五味子6g，细辛1g，法半夏6g，川贝母10g，知母6g，山茱萸10g。2剂。

【随诊过程】

二诊：患者咳稍减，平卧即痰壅，但气逆，痰黄稍多。改小青龙汤合苇茎汤加味。

处方：莪术6g，川贝母10g，知母8g，桃仁10g，芦根15g，薏苡仁20g，麻黄6g（先煎），石膏20g（先煎），桂枝6g，白芍6g，炙甘草6g，细辛1g，干姜3g，五味子6g，黄芩10g。4剂。

三诊：患者服药后气喘减，痰少白黏，咽中梗。改拟小青龙汤加黄芩10g，桑白皮10g，川贝母10g，知母8g，远志6g，茯苓10g。6剂。

四诊：患者咳嗽已，痰白不多，肤痒。改陈夏六君汤加白鲜皮10g善后。

【按语】

患者初诊咳逆甚，以外寒夹饮闭肺为主，故用小青龙加石膏汤。咳稍平，痰转黄多，是痰郁化热壅肺在里，故合苇茎汤。待咳喘稍平，痰转白黏，咽梗，仍用小青龙加石膏汤加桑白皮、黄芩、茯苓、川贝母、知母泻肺平喘。因而病能渐瘥而康复。小青龙加石膏汤原出自《金匮要略》之"肺胀，咳而上气，烦躁而喘，脉浮者，心下有水"。以笔者经验，广东地区此方治咳喘有效而效较稳定。麻黄、石膏相配并先煎宣肺泻热，石膏又可防止服麻黄后出现的心烦。二者相互协调，对治疗咳喘有较好的效果。这是辨证用方、对症下药相结合的思维方式。

十七、血府逐瘀汤加味治外伤血气胸案

【基本资料】

陈某，男性，时年 68 岁。

患者因车祸外伤于 2015 年 5 月 1 日入我院胸外科就诊，检查发现第 3、第 4 肋骨骨折，胸部皮下积气，右侧气胸，双胸积水，纵隔气肿。行胸水引流等治疗措施，胸水色红。

刻诊：自觉胸肋痛、气促，直立坐，不能斜卧与平卧，3 天未大便，神志清，舌红暗苔白，脉弦。

【辨证论治】

治拟血府逐瘀汤加味。

处方：桃仁 10g，红花 3g，生地黄 15g，赤芍 10g，川芎 10g，当归 10g，柴胡 10g，牛膝 10g，桔梗 10g，枳实 10g，大黄 10g（先煎），芒硝 10g（冲），炙甘草 8g。3 剂。

【随诊过程】

二诊：患者用药后每日行大便 2～3 次，已能斜卧 45°。上方去芒硝，4 剂。

三诊：患者能平卧，下腿麻、刺痛，改用身痛逐瘀汤。

处方：没药 6g，五灵脂 10g，桃仁 10g，红花 3g，羌活 5g，炙甘草 8g，秦艽 15g，香附 15g，当归 10g，川芎 8g，牛膝 10g，地龙 10g，黄柏 10g，制川乌 15g，丝瓜络 15g，姜黄 10g，海桐皮 15g。6 剂。

四诊：患者服药 6 剂后，下肢痛渐减，改用知柏地黄汤加牛膝 10g，薏苡仁 30g，苍术 10g，调理善后。后复查，胸水已吸收。主管外科医生大为惊讶：近七旬患者康复竟如此之快。

【按语】

王清任的血府解剖描画在两肺侧："膈膜以上满腔皆血，故曰血府。"因此，此案基本上属方证相对的临床思维。结合调胃承气汤，则是因肺与大肠相表里，通下后有利于外伤血瘀气积水停的迅速吸收。以笔者的经验，对一些外伤性气胸、闭合性气胸也常用血府逐瘀汤，均有较好地帮助吸收的效果。本来"肺为多气少血"之脏，在这里气之郁，在瘀血梗阻之故，因此可用血府逐瘀汤。

十八、真武汤加味治疗汗出、畏寒、失眠案

【基本资料】

黄某，男性，时年52岁。

患者反复出汗、畏寒、失眠2年多，出汗以夜晚为主，出汗前全身烘热，继而汗流如注，汗后畏寒、怕风，每晚要更换三四件衣服及10多条毛巾，伴头晕、心悸、失眠、手足酸软，胃纳及二便正常。患者曾患右肾透明细胞癌在我院手术切除。患者多次查腹部B超未见复发，心电图、胸片、生化全项、大小便常规均未见异常。多方求医，先后服用生脉散、玉屏风散、归脾汤、当归六黄汤、桂枝汤、小柴胡汤、丹栀逍遥散、黄连阿胶汤、知柏地黄丸等方剂，但只有短期疗效，多服无效。

刻诊：多汗，失眠，头晕，心悸，乏力，手足酸软，舌淡红苔薄白，脉弦。

【辨证论治】

中医诊断：郁证。西医诊断：自主神经功能紊乱。证属阴虚火旺。治以滋阴降火、敛汗安神之法。当归六黄汤加味治之。

处方：当归10g，生地黄12g，熟地黄15g，黄柏10g，黄芩10g，黄连6g，知母10g，柏子仁20g，浮小麦30g，龙骨30g（先煎），牡蛎30g（先煎）。

【随诊过程】

二诊：上方连服4剂，患者出汗明显减少，每晚能睡4小时；但再服3剂后失效，患者觉头晕、心悸、全身乏力明显，遂改用归脾汤加减以健脾养心安神。

处方：党参 15g，白术 20g，炙甘草 8g，木香 6g（后下），北黄芪 20g，红枣 10g，酸枣仁 20g，龙眼肉 8g，远志 6g，柏子仁 20g，茯神 15g，生姜 8g。

三诊：患者上方服用 3 剂后，头晕、心悸、全身乏力明显减轻，但夜睡出汗不止，畏寒明显，怕风、怕冷水，彻夜不睡，阳事不举，已 2 年未同房，舌淡红苔薄白，脉弦。考虑此为阳虚水泛，改用真武汤加味以温阳利水。

处方：熟附子 10g（先煎），白术 15g，茯苓 15g，生姜 8g，白芍 15g，柏子仁 20g。

患者上方服用 2 剂后，出汗明显减少，仅微微汗出，不用更换衣服及毛巾，夜睡五六个小时。嘱其续服上方 8 剂，患者基本痊愈。

【按语】

本例出汗畏寒失眠案属中医学"郁证"范畴，前医已用不少疏肝解郁、益气养阴敛汗、调和营卫、滋阴降火方剂，虽然取得了一定疗效，但始终不能持久，以至患者被此病折磨日久，严重影响日常工作及生活。本病首诊辨为阴虚火旺，施以滋阴降火、敛汗安神之法，予当归六黄汤加味，虽有疗效，但所用之药偏于寒凉，损伤正气，以至患者出现头晕、心悸、全身乏力等症状，遂考虑为心脾两虚，改用归脾汤加减以健脾养心安神，使脾气得升，心血得养，诸证得减。无奈患者病情迁延日久，肾阳耗损，阳虚水泛，以至出汗不止，畏寒明显，怕风、怕冷水，彻夜不睡，阳事不举，故用真武汤加味以温阳利水。方中熟附子温肾阳；白术、茯苓健脾利水；生姜降散水饮；白芍和阴利水；柏子仁宁心安神。全方共奏温补肾阳、健脾利水、和阴止汗、宁心安神之力，终获良效，皆大欢喜。

此证最初是阴虚火浮，中是心脾血虚，后因大汗伤阳，以致用真武汤温阳止汗。这种基于阴阳互根与转化的治疗方法值得今后借鉴。

十九、竹叶石膏汤合麦门冬汤加减治支气管扩张咯血案

【基本资料】

梁某，女性，时年 42 岁。

患者因支气管扩张咯血入住呼吸内科，病情已初步控制，昨天因大咯血邀中医会诊。

刻诊：少气乏力，懒言，面色无华，痰血鲜红，咽干舌燥，闭目即幻象或异物，困而不敢闭目，又困乏常闭眼，舌淡苔白，脉大无力。

【辨证论治】

证候诊断：阳明火逆，动血上行，元气欲脱，阴分受损。西医诊断：支气管扩张咯血。以竹叶石膏汤合麦门冬汤加味化裁。

处方：石膏 30g，竹叶 6g，法半夏 3g，麦冬 20g，牡丹皮 10g，生地黄 15g，高丽参 10g，炙甘草 6g，仙鹤草 30g，灯心草 1g。童便少许冲服。2 剂。

【随诊过程】

二诊：患者服第 1 剂时，竟感全身无力，药难咽下，花 10 个小时服药。服 2 剂后，元气稍复，稍欲食，幻象显减，但因拍片检查活动辛劳，返病房后痰血又稍多些。现气促，咽干，胸中有干燥感，痰血色稍暗。改拟麦门冬汤合四磨汤加味。

处方：麦冬 20g，法半夏 3g，红枣 4 个，高丽参 6g，炙甘草 8g，山药 10g，槟榔 10g，乌药 10g，沉香 3g，川贝母 8g，知母 10g，生地黄 12g，牡丹皮 10g，三七 3g，仙鹤草 20g，大黄炭 10g。2 剂。

三诊：患者药后痰血明显减少，纳好，少胸闷，并婉拒内镜检查，恰又月经来潮，再拟下方。

处方：大黄炭 6g，川贝母 8g，知母 10g，橘红 6g，茯苓 10g，黄芩 10g，党参 10g，甘草 6g，生地黄 12g，赤芍 10g，桃仁 3g，三七 5g。另予血竭粉 1 支送服。2 剂。

四诊：患者痰血止，纳好，睡眠好，偶有短时发热，体温37.7℃左右，经水来3天，色红，舌淡红苔白，脉缓。改用二至丸、二母散加味养阴血、清气化痰方善后。

出院后，患者仍时觉稍许恶寒，经水推迟。拟小柴胡汤加葛根、枸杞子、淫羊藿而痊愈。

【按语】

本例咯血患者细察病机，为气火循阳明经上攻，迫血妄行，因阳明之脉"起于鼻，交颏中""主血所生病"，又其络上连目系，合目时则游火上行于头目，幻象异物，这与《伤寒论》阳明病"目中不了了，睛不和"、撮空理线、循衣摸床意义相近。吞咽乏力，反复出血，又是阴虚气脱之象，因而考虑用竹叶石膏汤清阳明之热，配合麦门冬汤"止逆下气"，益气滋阴。方中加仙鹤草止血；灯心草、童便入阴，导火下行，因此效如桴鼓。

二十、竹叶石膏汤加减治外感后低热不退案

【基本资料】

林某，男性，时年32岁。

患者1个月前因受凉感冒发热（体温39.2℃），咳嗽，流涕，服用中西药后症状减轻，高热、咳嗽、流涕消失，但不久又出现低热，至今已20多天，服用多种抗生素均无效。血常规、胸片均正常。

刻诊：低热，以下午为甚，热时头痛、汗出，口干，尿黄，胃纳差，睡眠欠佳，大便正常，无恶风，无咳嗽咳痰，舌质稍红，苔白少，脉细数。

【辨证论治】

中医诊断：发热。西医诊断：上呼吸道感染。辨证：外感后余邪留滞，气阴两伤。投予竹叶石膏汤加减以清热生津、益气和胃。

处方：党参10g，竹叶5g，石膏20g，法半夏5g，炙甘草3g，谷芽10g，麦冬12g，菊花10g，桔梗10g，知母6g，生地黄12g，通草5g，灯心草1g。

【随诊过程】

二诊：上方服用6剂后，患者低热基本消失，胃纳好转，但觉咽喉不适，睡眠欠佳，舌尖红，苔白少，脉细数。考虑虚火上循咽喉，施以滋阴降火、安神利咽之法，予导赤散加味。

处方：生地黄15g，通草5g，竹叶5g，菊花10g，甘草6g，灯心草1g，牛膝10g，女贞子15g，茵陈20g，夏枯草10g，党参15g，薄荷3g（后下），桔梗10g。

上方服用3剂后，诸症消失。

【按语】

本例低热不退案起病于外感之后，由于治疗不恰当，导致余邪不清，热邪留滞体内，气阴两伤。热病后期，高热虽除，但余热留恋气分，故见低热迁延不退，出汗而不解；虚火上犯清阳，则头痛；胃阴不足，则胃纳差；虚热内扰心神，故睡眠欠佳；阴液亏损则口干；舌质稍红苔白少，脉细数是虚热之象。《伤寒论·辨阴阳易差后劳复病证并治》曰："伤寒解后，虚羸少气，气逆欲吐，竹叶石膏汤主之。"在临床应用中，凡热病过程中见气津已伤、身热有汗不退、胃失和降等均可使用本方，且对于暑温病发热，气津已伤者，尤为适合。本方是从白虎加人参汤变化而成的一首方剂。功用是清热生津、益气和胃。方中竹叶、石膏清热除烦；知母滋阴清热，增强竹叶、石膏清热之力；党参益气；麦冬养阴；菊花除清阳之火；法半夏降逆止呕；谷芽醒脾消食；配以导赤散清心利尿，使热从尿出；炙甘草和中。诸药相伍，使热清烦除，气津两复，胃气和调。余邪已清，低热已退，但尚有少许虚火上循咽喉，故施以滋阴降火、安神利咽之法，予导赤散加味以善后，诸症得愈。

二十一、补中益气汤加味治疗痔疮、直肠溃疡出血案

【基本资料】

吴某，女性，时年29岁。

患者因"大便时肛门出血 3 年，加重 3 天"为主诉收入我科，肛门出血呈喷射状，量较多，色鲜红。查肛镜检：肛窦充血，齿线上见有内痔核，其中有一个黏膜潮红破损，指检正常。肠镜：直肠溃疡，乙状结肠息肉。

刻诊：头晕，心悸，乏力，气促，胃纳差，无腹痛及肛门异物感，无黏液脓血便，舌淡红苔白，脉细弱。

【辨证论治】

中医诊断：便血。证候诊断：气虚失摄。西医诊断：①痔疮。②直肠溃疡。治法：益气固摄止血。

处方：北黄芪 30g，升麻 5g，白术 15g，党参 15g，茯苓 15g，炙甘草 6g，紫草 10g，荆芥炭 8g，黄精 10g，火麻仁 15g，郁李仁 15g，生地黄 15g，神曲 10g。

【随诊过程】

二诊：连服上方 3 剂后，肛门出血量减少，余症同前。考虑用药偏温燥，上方基础上加用清热之品黄芩 10g，黄柏 10g，黄连 6g，地榆 30g，白及 30g。

三诊：服用上方 9 剂后，肛门不再大量出血，只是大便纸上有少量血迹，伴头晕、乏力、心悸、气促，舌淡苔薄白干，脉细弱。考虑有瘀血残留肠道，改用益气养血活血之剂，四君子汤加减。

处方：红参 10g，党参 15g，白术 10g，茯苓 10g，炙甘草 6g，白芍 15g，地榆 30g，乳香 8g，金银花 20g，白及 10g。

四诊：6 剂后，患者大便纸上鲜有血迹，因经济困难，要求出院。

【按语】

本例初诊证属气虚失摄，施以益气固摄之补中益气汤。方中黄芪、白术、党参、茯苓、炙甘草益气健脾，升麻提升中气，黄精养血，紫草、荆芥炭、生地黄凉血止血，火麻仁、郁李仁润肠通便，神曲消食。后恐过用温燥动血，故二诊加黄芩、黄柏、黄连、地榆清热，白及止血生肌，寒热并用，药性趋于平和，温而不燥，凉而不伤阳，获取良效。最后，考虑有瘀血残留肠道，易致气机壅滞，新血难生，故改用益气养血活血之剂，方选四君子汤加减。方中红参、党参、白术、茯苓、炙甘草益气健脾养血，金银花、地榆清热凉血，白及止血生肌，乳香活血祛瘀，白芍和阴。诸药合用，则瘀血得去，新血得生，气血双补。

二十二、桃红四物汤合四逆散加减治疗上消化道出血案

【基本资料】

吴某，女性，时年14岁。

患者以"上腹闷痛1个月，排黑便3天"为主诉于1999年3月13日收入我科，排柏油样便2次，呕吐咖啡样物1次。查胃镜：①复合性溃疡（活动期，恢复期）。②慢性浅表性胃炎（糜烂、出血型）。③HP（＋）。大便隐血（＋＋＋＋）。

刻诊：上腹闷痛，黑便，头晕，心慌，出冷汗，舌质淡苔薄白，脉沉细无力。

【辨证论治】

中医诊断：便血。证候诊断：气血亏虚，瘀血未除。西医诊断：①复合性溃疡（活动期，恢复期）。②慢性浅表性胃炎（糜烂、出血型）。治法：凉血止血，行气活血。选用桃红四物汤合四逆散加减。

处方：生地黄8g，川芎5g，红花2g，桃仁5g，当归6g，柴胡6g，枳实6g，白芍6g，桔梗8g，甘草5g，白及12g，砂仁5g。

【随诊过程】

二诊：服用3剂后，患者腹痛及黑便消失，大便变黄，复查大便隐血（－），诉头晕，疲乏，胃纳一般，睡眠尚可，舌淡红苔薄白，脉沉细无力。改用益气养血、活血行气之剂，方选八珍汤加减。

处方：党参15g，茯苓10g，白术10g，甘草6g，砂仁10g，枳实10g，白及15g，公英10g，三七5g，当归10g，熟地黄10g，白芍10g，大枣10g。

患者连服 6 剂，症状消失，痊愈出院。

【按语】

本例患者一诊虽表现为气血亏虚，但却不用益气摄血之法，反而大胆使用凉血止血、行气活血之法，乃因离经之血尚留胃中，积于肠道，须及时清除，否则易致气机壅滞，新血难生。故先用桃红四物汤活血祛瘀；四逆散配桔梗、砂仁行气；生地黄配白及凉血止血；不用枳壳而改为枳实取其行气导滞之意，使离经之血从肠道排出。瘀血消除后，再针对气血亏虚之病因，施以益气养血、活血行气之剂，方选八珍汤加减，终获良效。

二十三、四妙散加味治疗湿疹案

【基本资料】

梁某，男性，时年 67 岁。

患者因"全身泛发红斑、丘疹、瘙痒 5 个月"为主诉来诊，曾予抗过敏、激素治疗，疗效时好时坏。

刻诊：全身泛发红斑、丘疹、瘙痒，伴面部皮肤发红、肿胀，胃纳正常，睡眠一般，二便调，舌暗红苔白厚，脉细数。

【辨证论治】

中医诊断：浸淫疮。证候诊断：湿热内阻。西医诊断：湿疹。治法：清热利湿，祛风止痒。四妙散加味。

处方：苍术 10g，薏苡仁 30g，黄柏 10g，牛膝 15g，土茯苓 20g，知母 10g，蜂房 5g，蛇床子 10g，牡丹皮 10g，黄精 15g，地肤子 10g，白鲜皮 10g，生地黄 20g，蝉蜕 6g，夜交藤 15g。

【随诊过程】

二诊：服药 5 剂后，患者全身红斑、丘疹减少，面部皮肤发红、肿胀消减，但睡眠仍欠佳。上方去牡丹皮，加蜜远志 10g 以改善睡眠。

三诊：服用 10 剂后，患者全身红斑、丘疹未有新发，面部皮肤肿胀消失，但皮肤干燥，舌暗红苔白，脉细。考虑血虚生燥，改用养血祛风润燥之法，消风散加减。

处方：生地黄 20g，胡麻仁 10g，防风 10g，苍术 10g，白术 15g，白蒺藜 10g，熟地黄 20g，黄精 15g，地肤子 10g，白鲜皮 10g，蝉蜕 6g，蛇床子 10g，当归 10g，土茯苓 20g。

四诊：服用 6 剂后，患者全身红斑、丘疹颜色变淡，皮肤干燥，舌暗红苔白少，脉细。中药继续养血润燥、祛风止痒，因久病入络，加用虫类药。上方去胡麻仁、防风，加僵蚕 10g，乌梢蛇 10g。巩固疗效。

【按语】

本例湿疹患者属湿热内阻，施以清热利湿、祛风止痒，治用四妙散加味。方中苍术、薏苡仁、黄柏、牛膝、土茯苓、蜂房清热利湿，知母、牡丹皮、生地黄清热凉血，蛇床子、地肤子、白鲜皮、蝉蜕祛风止痒，黄精养血，夜交藤、蜜远志安神。三诊时，全身红斑、丘疹未有新发，皮肤干燥，舌苔退，考虑血虚生燥，改用养血祛风润燥之法，消风散加减。四诊时，患者全身红斑、丘疹颜色变淡，皮肤干燥，苔少，考虑久病入络，在养血祛风润燥基础上加用虫类药，疗效得以巩固。

二十四、半夏白术天麻汤加味治疗高血压眩晕案

【基本资料】

吴某，男性，时年 59 岁。

因"头晕 2 个月"为主诉来诊，伴头重，恶心，颈项不适，胃纳一般，睡眠一般，二便调。

主诉：头晕，头重，恶心，颈项不适，舌淡红，苔白厚，脉细滑。

【辨证论治】

中医诊断：眩晕。证候诊断：风痰上扰。西医诊断：高血压病 2 级。治法：健脾燥湿，化痰息风。半夏白术天麻汤加味。

处方：天麻 15g，白术 15g，姜半夏 10g，石菖蒲 10g，蜜远志

10g，合欢花 15g，女贞子 20g，藿香 10g，佩兰 10g，葛根 20g，茯苓 15g，陈皮 8g，麦芽 15g，谷芽 15g，鸡内金 10g。

【随诊过程】

二诊：服药 6 剂后，患者头晕头重稍减，但记忆力稍差，舌淡红，苔白厚，脉细滑。中药继续健脾燥湿，化痰息风。守上方去鸡内金、女贞子，加神曲 10g，益智仁 10g。

三诊：连投 6 剂后，患者头晕、头重基本消失，胃纳、睡眠好转，无恶心，仍按前方服用守效。

【按语】

本例眩晕患者辨证属脾虚生痰，引动肝风，风痰上扰清空，施以健脾燥湿、化痰息风之法，半夏白术天麻汤加味。方中姜半夏燥湿化痰，降逆止呕；天麻平肝息风；白术、茯苓健脾祛湿化痰；佩兰、藿香芳香化湿；陈皮理气化痰；石菖蒲、蜜远志开窍醒神定志；葛根解肌；女贞子补肾填精；合欢花解郁安神；益智仁补肾益智；麦芽、谷芽、鸡内金、神曲醒胃消食。全程基本守方，疗效显著。

二十五、桂枝汤加味治疗荨麻疹案

【基本资料】

黄某，女性，时年 31 岁。

以"全身起风团、瘙痒 2 个月"为主诉来诊。患者无水泡及皮疹，服用抗过敏药有效，但停用又复发，易出汗，胃纳正常，睡眠正常，二便调。

刻诊：全身起风团、瘙痒，舌淡红，苔白略厚，脉浮细。

【辨证论治】

中医诊断：瘾疹。证候诊断：营卫不和，风遏于表。西医诊断：荨麻疹。治法：调和营卫，祛风止痒。桂枝汤加味。

处方：桂枝 10g，生姜 8g，大枣 16g，白芍 10g，炙甘草 8g，荆芥 10g，防风 10g，桑白皮 15g，藿香 10g，黄精 15g，佩兰 10g，白鲜皮

10g，地肤子10g，蝉蜕6g。

【随诊过程】

二诊：服药4剂后，患者风团明显减少，4天来只服过一次抗过敏药，舌淡红，苔白略厚，脉浮细。中药继续调和营卫，祛风止痒。因地肤子无药，改用蛇床子10g。

三诊：连投6剂后，患者风团未见发作，出汗减少。嘱其服用桂枝汤原方以善后。

【按语】

本例荨麻疹属中医"瘾疹"范畴，乃因营卫失和、风邪遏于表所致，施以调和营卫、祛风止痒之法，方选桂枝汤加味。方中桂枝汤调和营卫；加黄精养血，血行风自灭；荆芥、防风、白鲜皮、地肤子、蝉蜕祛风止痒；桑白皮、藿香、佩兰化湿利水。桂枝汤加减也可以治疗寒性荨麻疹，基本遵循原方配伍用量，加减变化谨守病机，活而不乱，屡收奇效。

二十六、陈夏六君丸加味治疗主动脉夹层术后反胃案

【基本资料】

陈某，女性，时年54岁。

因"主动脉夹层术后50多天"为主诉来诊。术后经常反胃，想吐，有稀白痰，乏力，短气，口干，胃纳一般，睡眠尚可，二便正常。

刻诊：呕恶，有痰稀白，乏力，短气，舌淡红苔白略厚，脉细弱。

【辨证论治】

中医诊断：反胃。证候诊断：脾胃虚弱，胃气上逆。西医诊断：主动脉夹层术后。治法：益气健脾，和胃止呕。陈夏六君丸加味。

处方：党参15g，白术15g，茯苓15g，陈皮6g，炙甘草8g，姜半夏10g，桑白皮15g，白芥子10g，代赭石15g（先煎），谷芽15g，麦芽15g，神曲10g，布渣叶10g，鸡内金10g，佩兰10g。

【随诊过程】

二诊：服药 15 剂后，患者反胃想吐减轻，仍乏力，胃纳一般，大便软但难排，小便通畅，睡眠安稳，舌淡红苔白厚，脉细弱。考虑为脾虚夹湿，中药以健脾消食、行气化湿为主，香砂六君丸加味。

处方：党参 15g，白术 15g，茯苓 15g，木香 6g（后下），砂仁 8g（后下），山药 20g，炙甘草 8g，姜半夏 10g，莱菔子 10g，杏仁 10g，白蔻仁 10g，谷芽 15g，瓜蒌仁 15g，布渣叶 10g，佩兰 10g。

三诊：连投 15 剂后，患者反胃消失，胃纳好转，但仍心慌心烦，短气，睡眠一般，梦多，二便调，舌稍红苔白少，脉细。辨为气阴不足，中药以益气养阴、安神定志。

处方：太子参 15g，麦冬 15g，百合 15g，茯苓 15g，桔梗 10g，白术 15g，丹参 15g，柏子仁 15g，夜交藤 15g，蜜远志 10g，石菖蒲 10g，合欢花 15g，谷芽 15g，麦芽 15g。

服药 10 剂后，患者心慌心烦、短气消失，睡眠明显改善。

【按语】

本例反胃患者乃因术后调理不当、脾胃受损所致。脾胃乃后天之本，大病后务当顾及脾胃，气血生化才能充足，身体才能恢复如常。故辨为脾胃虚弱、胃气上逆，治当益气健脾、和胃止呕，陈夏六君丸加味。方中党参、白术、茯苓、炙甘草益气健脾；陈皮、姜半夏、桑白皮、白芥子行气化痰；代赭石降逆止呕；谷芽、麦芽、神曲、布渣叶、鸡内金消食健胃；佩兰芳香化湿。诸药合用，脾气得健，胃气得降，湿气得化，气血得生。

二十七、补肺汤加味治疗支气管哮喘案

【基本资料】

黄某，男性，时年 43 岁。

以"咳嗽、咳痰、气喘 3 年"为主诉来诊。患者近日遇寒又作，夜间明显，痰白黏，大便 3 天排 1 次，胃纳正常，睡眠一般。

刻诊：气喘，咳痰白黏，舌淡红苔白略厚，脉浮细滑。

【辨证论治】

中医诊断：哮证。证候诊断：寒饮伏肺。西医诊断：支气管哮喘。治法：温肺化饮，降气平喘。小青龙汤加减。

处方：蜜麻黄8g（先煎），桑白皮15g，干姜6g，南五味子10g，细辛3g，前胡10g，杏仁10g，茯苓15g，姜半夏10g，紫苏子6g，地龙10g，陈皮8g，熟地黄20g，补骨脂15g。

二诊：服药10剂后，患者咳嗽、气喘明显消减，无痰，胃纳、睡眠正常，二便调，舌淡红苔白略厚，脉沉细。考虑外寒已除，内饮也伏，中药改用益气补肺、固肾平喘之法，补肺汤加味。

处方：黄芪30g，党参15g，山药25g，茯苓15g，白术15g，炙紫菀15g，桔梗10g，南五味子10g，地龙10g，补骨脂15g，熟地黄20g，杏仁10g，姜半夏10g，佩兰10g，藿香10g。

三诊：服药10剂后，患者咳嗽、气喘未见发作，舌淡红苔白略厚，脉沉细。中药守上方去桔梗，加山茱萸15g以补肾纳气。

【按语】

本例属中医"哮证"范畴。患者病程日久，肺肾俱虚，但内有伏饮，遇寒易发，故急性发作时当治标为主，先温肺化饮、降气平喘，小青龙汤加减。外寒已除，内饮也伏，须当治本为重，中药改用益气补肺、固肾平喘之法，补肺汤加味。方中黄芪、党参、茯苓、白术、紫菀益气补肺；山药、补骨脂、山茱萸、熟地黄补肾；桔梗、杏仁升降肺气；南五味子、地龙敛肺平喘；姜半夏、佩兰、藿香化湿。诸药合用，固本强基，顽疾可除。

二十八、沙参麦冬汤加减治疗乳腺癌术后失眠案

【基本资料】

李某，女性，时年40岁。

以"左乳腺癌术后6个月"为主诉来诊。患者术后化疗8期，服

用内分泌药，现潮热，口干，胃纳正常，二便调。

刻诊：潮热，口干，舌偏红，苔白干，脉细数。

【辨证论治】

中医诊断：乳岩。证候诊断：阴虚火旺。西医诊断：左乳腺癌术后。治法：滋阴降火，安神定志。沙参麦冬汤加减。

处方：沙参30g，麦冬20g，玉竹10g，百合15g，知母10g，茯苓15g，女贞子20g，旱莲草15g，皂角刺20g，白花蛇舌草30g，夜交藤15g，蜜远志10g，谷芽15g，麦芽15g，桔梗10g。

二诊：服药6剂后，患者诉睡眠稍好，但上楼梯短气，舌稍红，苔白干，脉细数。中药守前方，改沙参为太子参15g以益气养阴。

三诊：服药7剂后，患者潮热减少，睡眠尚可，偶有心悸。中药以益气养阴。养心安神。

处方：太子参15g，麦冬20g，白术15g，百合15g，茯苓15g，女贞子20g，旱莲草15g，皂角刺20g，白花蛇舌草30g，夜交藤15g，蜜远志10g，谷芽15g，麦芽15g，合欢花15g，黄精15g。

后电话随访，患者基本能入睡。

【按语】

本例乳腺癌术后失眠患者，曾行化疗和内分泌治疗，耗伤阴液，导致阴阳失调，阴虚不能制阳，上扰心神，治当滋阴降火、安神定志，以沙参麦冬汤加减。方中沙参、麦冬、玉竹、百合滋养阴液；知母降虚火；夜交藤、蜜远志安神定志；女贞子、旱莲草养肾阴；茯苓、谷芽、麦芽健脾消食；皂角刺、白花蛇舌草解毒散结以清余邪。二诊，患者上楼梯短气，为气阴不足之象，故改用太子参代替沙参以益气养阴，则使阴液得充，虚火得降，阴阳平衡，睡眠安稳。

二十九、逍遥散加减治疗男性乳房发育案

【基本资料】

周某，男，时年18岁。

以"双侧乳房疼痛3周"为主诉来诊。偶发脾气，乳房无渗液，胃纳正常，大小便正常，睡眠尚可。查体：双侧乳房可触及小硬结，有压痛。有焦虑障碍病史。

刻诊：双侧乳房疼痛，舌稍红，苔白有裂纹，脉细弦。

【辨证论治】

中医诊断：乳癖。证候诊断：肝郁气滞。西医诊断：男性乳房发育。治法：疏肝解郁，行气散结止痛。逍遥散加减。

处方：柴胡10g，麦冬20g，麦芽15g，茯苓15g，白术15g，甘草8g，枳壳10g，瓜蒌仁15g，丝瓜络10g，桔梗10g，猫爪草15g，白芍20g，牡蛎30g（先煎）。

二诊：服药14剂后，患者双侧乳房疼痛有所减轻，大便稍烂，舌稍红，苔白略厚，脉细弦。上方去麦冬、甘草；加青皮10g，佩兰10g。

三诊：上方服用15剂，患者双侧乳房疼痛消失，二便调，舌稍红，苔白有裂纹，脉细弦。守方去佩兰；加夏枯草10g。7剂。

服7剂后，患者乳房疼痛未见复发，小硬结消失。

【按语】

本例男性乳房发育属中医"乳癖"范畴，乃因患者素有焦虑障碍，情志所伤，肝郁气滞，乳络不畅所致，治当疏肝行气、行气散结止痛，方选逍遥散加减。此方乃疏肝解郁首选方。方中柴胡、枳壳疏肝解郁；瓜蒌仁、丝瓜络、桔梗宽胸理气；猫爪草、牡蛎、夏枯草散结消瘤；青皮行气止痛；麦冬、白芍养阴柔肝；麦芽、茯苓、白术健脾消食。诸药合用，肝气得舒，气结得散，则乳房疼痛及硬结自然消失，取得速效。

三十、益气聪明汤加味治疗脑动脉硬化眩晕案

【基本资料】

李某，男性，时年46岁。

因"反复头晕3年"来诊。伴眼花目眩，起则尤甚，前额痛，恶

心欲呕，乏力，胃纳一般，睡眠尚可，二便调，无意识丧失，无失语及肢体偏瘫，无天旋地转感，无耳鸣及听力下降，无手麻及颈项不适。头颅彩超示脑动脉硬化。

刻诊：头晕，眼花目眩，起则尤甚，前额痛，恶心欲呕，乏力，舌淡红苔白，脉沉细。

【辨证论治】

中医诊断：眩晕。证候诊断：清阳不升。西医诊断：脑动脉硬化。治法：补益中气，升发清阳。方选益气聪明汤加味。

处方：黄芪30g，党参15g，升麻5g，葛根10g，蔓荆子10g，黄柏10g，炙甘草8g，女贞子15g，菊花10g，白芍15g，枸杞子10g，山茱萸10g，茯苓10g。

二诊：服药6剂后，患者头晕眼花明显减轻，头痛、恶心欲呕止。上方去茯苓续服10剂。

三诊：服药10剂后，患者诉头晕基本消失，一般情况良好。

【按语】

本病属于中医"眩晕"范畴，证有虚实之分。实者风火痰浊阻滞，虚者精气血亏虚，脏腑则与肝、肾、心、脾四脏有关，故《黄帝内经》有"诸风掉眩，皆属于肝""髓海不足，则脑转耳鸣""上气不足……目为之眩"等说法，而后世又有"风火相煽，发为眩晕""无痰不作眩""无虚不作眩"之说。根据本患者头晕、眼花目眩、前额痛、恶心欲呕、乏力、胃纳一般等症状，结合舌淡红苔白、脉沉细，考虑为中气不足，清阳不升，肾阴不足。故施以补益中气、升发清阳之法，方选益气聪明汤加味。此方出自李东垣的《脾胃论》。"益气"者，指本方有补益中气的作用；"聪明"者，为视听灵敏，聪颖智能之意。方中黄芪、党参、炙甘草补益中气；升麻、葛根升发清阳，蔓荆子清利头目，三药合用能入阳明，鼓舞胃气，上行头目；芍药平肝敛阴；黄柏清热泻火；枸杞子、菊花清肝明目；女贞子、山茱萸补肝肾之精血；茯苓健脾益气，增强主药补气之力。服药后，患者中气充足，脾胃清阳得升，肝肾阴平阳秘，则九窍通利，令人耳聪目明。

附

篇

常用方剂歌诀

一、解表剂

（一）辛温解表

1. 麻黄汤

麻黄汤中配桂枝，杏仁甘草四般施，

发热恶寒头身痛，喘而无汗服之宜。

2. 桂枝汤

桂枝汤治太阳风，芍药甘草姜枣同，

解肌发表调营卫，表虚有汗正可用。

3. 九味羌活汤

九味羌活配防风，细辛苍芷与川芎，

黄芩生地同甘草，临证加减在变通。

4. 小青龙汤

小青龙汤桂芍麻，干姜辛草夏味加，

外束风寒内停饮，散寒蠲饮效堪夸。

5. 香苏散

香苏散内草陈皮，外感风寒气滞宜，

寒热头疼胸脘痞，解表理气此方施。

6. 香薷散

三物香薷豆朴先，解表散寒功效坚，

化湿和中调胃气，感寒伤湿此方煎。

7. 葱豉汤

葱豉汤原肘后方，伤风感冒此先尝，
味简力专廉便验，轻宣透表又通阳。

（二）辛凉解表

1. 桑菊饮

桑菊饮中桔杏翘，芦根甘草薄荷饶，
清疏肺卫轻宣剂，风温咳嗽服之消。

2. 银翘散

银翘散主上焦疴，竹叶荆牛豉薄荷，
甘桔芦根凉解法，辛凉平剂用时多。

3. 麻黄杏仁甘草石膏汤

麻杏甘石法辛凉，四药组合有专长，
麻石相配清宣剂，肺热炎炎喘汗尝。

4. 柴葛解肌汤

节庵柴葛解肌汤，三阳合病细端详，
芩芍桔甘羌活芷，石膏大枣与生姜。

5. 升麻葛根汤

阎氏升麻葛根汤，芍药甘草合成方，
麻疹初期出不透，解肌透疹此方彰。

（三）扶正解表

1. 败毒散（一名人参败毒散）

人参败毒草苓芎，羌独柴前枳桔同，
瘟疫伤寒噤口痢，祛邪扶正有奇功。

2. 麻黄附子细辛汤

麻黄附子细辛汤，发汗温阳两法彰，
若非表里兼相治，少阴发热何能康？

3. 加减葳蕤汤

加减葳蕤用白薇，豆豉生姜桔梗随，

草枣薄荷共八味，滋阴发汗最相宜。

二、泻下剂

（一）寒下

1. 大承气汤

大承气汤用硝黄，配以枳朴泻力强，

阳明腑实真阴灼，急下存阴是首方。

2. 大黄牡丹汤

《金匮》大黄牡丹汤，桃仁瓜子芒硝尝，

肠痈初起腹按痛，泻热攻瘀自能康。

3. 凉膈散

凉膈硝黄栀子翘，黄芩甘草薄荷饶，

再加竹叶调蜂蜜，中焦燥实服之消。

4. 大陷胸汤

大陷胸汤用硝黄，甘遂为末共成方，

擅医热实结胸证，泻热逐水效专长。

（二）温下

1. 大黄附子汤

大黄附子细辛汤，胁下寒凝疝痛方，

冷积内结因成实，功专温下妙非常。

2. 三物备急丸

三物备急巴豆研，干姜大黄不需煎，

卒然腹痛因寒积，速投此散救急先。

（三）润下

1. 麻子仁丸

麻子仁丸治便难，枳朴大黄杏芍餐，

土燥津枯兼热结，润肠通便自能安。

2. 济川煎

济川归膝肉苁蓉，泽泻升麻枳壳从，

便结体虚难下夺，寓通于补法堪宗。

（四）逐水

1. 十枣汤

十枣逐水效堪夸，甘遂大戟与芫花，

悬饮潴留胸胁痛，大腹肿满用无差。

2. 舟车丸

舟车牵牛及大黄，遂戟芫花槟木香，

青橘二皮加轻粉，燥实阳水却相当。

（五）攻补兼施

1. 黄龙汤

黄龙汤枳朴硝黄，参归甘桔枣生姜，

阳明腑实气血弱，攻补同施效力强。

2. 增液承气汤

增液承气用硝黄，玄参生地麦冬尝，

热结阴亏肠燥实，滋阴通便效非常。

3. 温脾汤

温脾附子与干姜，甘草人参及大黄，

寒热并行兼补泻，温通寒积效相当。

三、和解剂

（一）和解少阳

1. 小柴胡汤

小柴胡汤和解功，半夏人参甘草从，

更配黄芩加姜枣，少阳为病此方宗。

2. 大柴胡汤

大柴胡汤用大黄，枳芩夏芍枣生姜，

少阳阳明同合病，和解攻里是良方。

3. 蒿芩清胆汤

蒿芩清胆枳竹茹，陈夏茯苓碧玉俱，

热重寒轻痰湿夹，胸痞呕恶总能除。

（二）调和肝脾

1. 四逆散

四逆散非四逆汤，柴甘枳芍共煎尝，

透解阳郁治热厥，调理肝脾效亦彰。

2. 逍遥散

逍遥散用芍归柴，苓术甘草姜薄偕，

解郁疏肝脾亦理，丹栀加入热能排。

3. 痛泻要方

痛泻要方用陈皮，术芍防风痛泻医，

此乃肝实乘脾证，治贵泄肝与和脾。

（三）调和肠胃

半夏泻心汤

半夏泻心配连芩，干姜甘草枣人参，

苦辛兼补消虚痞，法在调阳与和阴。

【附】治疟

1. 截疟七宝饮

截疟七宝草果仁，常山槟朴甘青陈，

疟发频频邪气盛，劫痰燥湿此方珍。

2. 达原饮

达原饮用朴槟芩，白芍知甘草果仁，

邪伏膜原寒热作，透邪逐秽此先行。

3. 何人饮

何人饮是景岳方，参首归陈枣生姜，

体虚久疟无休止，扶正祛邪服可康。

四、清热剂

（一）清气分热

1. 白虎汤

白虎汤中石膏知，甘草粳米四般施，

阳明大汗兼烦渴，清热生津法最宜。

2. 竹叶石膏汤

仲景竹叶石膏汤，麦冬半夏人参襄，

甘草生姜兼粳米，暑热烦渴脉虚尝。

（二）清营凉血

1. 清营汤

清营汤治热传营，脉数舌绛辨分明，

犀地丹玄麦凉血，银翘连竹气亦清。

2. 犀角地黄汤

犀角地黄芍药丹，血升胃热火邪干，

斑黄阳毒皆堪治，热燔血分服之安。

（三）清热解毒

1. 黄连解毒汤

黄连解毒柏栀芩，火盛三焦是病因，

烦狂大热兼沾妄，吐衄斑黄此方钦。

2. 普济消毒饮

普济消毒蒡芩连，甘桔蓝根勃翘玄，

升柴陈薄僵蚕入，大头瘟毒服此先。

3. 仙方活命饮

仙方活命金银花，防芷归陈草芍加，

贝母蒌根加乳没，山甲角刺酒煎佳。

4. 五味消毒饮

五味消毒治诸疔，野菊银花蒲公英，

紫花地丁天葵子，痈疮肿痛亦堪灵。

5. 四妙勇安汤

验方四妙勇安汤，治疗脱疽效力彰，

重用银花解热毒，玄参归草共煎尝。

6. 犀黄丸

犀黄丸内用麝香，乳香没药共牛黄，

乳岩流注肠痈等，正气未虚均可尝。

（四）清脏腑热

1. 导赤散

导赤生地与木通，草梢竹叶四般攻，

口糜淋痛小肠火，引热同归小便中。

2. 龙胆泻肝汤

龙胆泻肝栀芩柴，车前生地泽泻偕，

木通甘草当归合，肝经湿热力能排。

3. 泻青丸

泻青丸用龙胆栀，下行泻火大黄施，

羌防散火芎归养，火郁肝经用此宜。

4. 左金丸

左金丸子出丹溪，胁痛吞酸嗳气医，

六份黄连萸一份，清肝降逆莫犹疑。

5. 清胃散

清胃散升与黄连，当归生地牡丹全，

或益石膏平胃热，口疮吐衄及牙宣。

6. 泻黄散

泻黄甘草与防风，石膏栀子藿香充，

炒香蜜酒调和服，胃热口疮并见功。

7. 玉女煎

玉女煎用熟地黄，膏知牛膝麦冬襄，

肾虚胃火相为病，烦热牙疼齿衄尝。

8. 苇茎汤

苇茎汤方出千金，桃仁薏苡冬瓜仁，

瘀热肺脏成痈毒，清热排脓病自宁。

9. 泻白散

泻白甘桑地骨皮，再加粳米四般宜，

热伏肺中成喘嗽，清泻肺热此方施。

10. 芍药汤

初痢多宗芍药汤，芩连甘草桂归香，

须知调气兼行血，后重便脓自尔康。

11. 葛根芩连汤

葛根黄芩黄连汤，再加甘草共煎尝，

邪陷阳明成热利，清里解表保安康。

12. 白头翁汤

白头翁汤热痢方，连柏秦皮四药良，

味苦性寒能凉血，坚阴治痢在清肠。

（五）清热祛暑

1. 六一散

六一散中滑石甘，一方两法义须谙，

清热祛暑为常法，利水通淋亦细参。

2. 清络饮

清络饮用荷叶边，竹丝银扁翠衣添，

鲜用辛凉轻清剂，暑伤肺络用之煎。

3. 清暑益气汤

清暑益气用洋参，竹叶知甘荷梗斛，

麦冬粳斛连瓜翠，擅治暑热伤气阴。

（六）清虚热

1. 青蒿鳖甲汤

青蒿鳖甲地知丹，热自阴来仔细看，

夜热早凉无汗出，养阴透热服之安。

2. 清骨散

清骨散用银柴胡，胡连秦艽鳖甲辅，

地蒿青蒿益母草，骨蒸劳热此方图。

五、温里剂

（一）温中祛寒

1. 理中丸（汤）

理中丸主温中阳，人参白术草干姜，

原为脾胃虚寒设，后人衍化许多方。

2. 吴茱萸汤

吴茱萸汤参枣姜，肝胃虚寒此法商，

阳明寒呕少阴利，厥阴头痛亦堪尝。

3. 小建中汤

小建中汤芍药多，桂枝甘草枣姜和，

更加饴糖补中脏，虚劳腹痛服之瘥。

4. 大建中汤

大建中汤建中阳，蜀椒干姜参饴糖，

阴盛阳虚腹冷痛，温补中焦止痛强。

5. 厚朴温中汤

厚朴温中用干姜，草蔻陈皮共木香，

苓草生姜同佐使，寒湿中焦胀满尝。

（二）回阳救逆

1. 四逆汤

四逆汤中附草姜，四肢厥冷急煎尝，

脉微吐利阴寒盛，救逆回阳赖此方。

2. 参附汤

参附汤是救脱方，补气回阳效力彰，

正气大亏真阳竭，脉微肢厥急煎尝。

3. 真武汤

真武汤壮肾中阳，附子苓术芍生姜，

总因水停肢体肿，脾肾虚寒正可商。

4. 黑锡丹

黑锡丹中蔻硫黄，金铃桂附茴沉香，

芦巴故纸阳起木，阴盛阳虚喘逆尝。

（三）温经散寒

1. 当归四逆汤

当归四逆芍桂枝，细辛甘枣木通施，

血虚受寒四末冷，温行经脉最相宜。

2. 阳和汤

阳和汤擅治阴疽，鹿角胶和熟地需，

甘草麻黄姜芥桂，煎时记用酒杯余。

六、补益剂

（一）补气

1. 四君子汤

参术苓草四君汤，补气健脾推此方，

食少便溏体羸瘦，甘平益胃效相当。

2. 参苓白术散

参苓白术薏砂仁，甘桔淮山扁豆陈，

再加莲子枣汤送，健脾渗湿此方珍。

3. 补中益气汤

补中参草术归陈，芪得升柴用更神，

劳倦内伤功独擅，气虚下陷亦堪珍。

4. 生脉散

生脉麦味与参施，热伤气阴此方医，

气短神疲口干渴，益气生津法最宜。

（二）补血

1. 四物汤

四物归地芍川芎，营血虚滞此方宗，

妇人经病凭加减，临证之时在变通。

2. 当归补血汤

当归补血重黄芪，甘温除热法颇奇，
芪取十份归二份，阳生阴长法需知。

3. 归脾汤

归脾汤用术参芪，归草茯神远志宜，
酸枣木香龙眼肉，煎加姜枣益心脾。

（三）气血双补

1. 八珍汤

双补气血八珍汤，四君四物合成方，
煎加姜枣调营卫，气血亏虚服之康。

2. 炙甘草汤

炙甘草汤参桂姜，麦地阿枣麻仁襄，
心动悸兮脉结代，虚劳肺痿服之良。

（四）补阴

1. 六味地黄丸（汤）

六味地黄丸或汤，萸薯丹泽茯苓当，
肝肾阴亏虚火上，滋阴泻火自安康。

2. 左归饮

左归饮主熟地黄，萸薯杞子草苓襄，
肝肾阴虚火不甚，纯甘壮水是妙方。

3. 一贯煎

一贯煎中生地黄，沙参归杞麦冬藏，
少佐川楝泄肝气，肝肾阴虚胁痛尝。

4. 大补阴丸

大补阴丸是妙方，阴虚火旺效验彰，
地黄知柏猪脊髓，龟板沉潜制亢阳。

5. 虎潜丸

虎潜丸治脚痿方，虎胫膝陈地锁阳，

龟板姜归知柏芍，再加羊肉捣丸尝。

（五）补阳

1. 肾气丸

肾气丸补肾阳虚，干地薯蓣及山萸，

苓泽丹皮加桂附，水中生火在温煦。

2. 右归饮

右归饮治命门虚，熟地薯蓣及山萸，

杞子杜甘和桂附，益火之源要及时。

七、固涩剂

（一）固表止汗

1. 牡蛎散

牡蛎散内用黄芪，小麦麻黄根最宜，

卫虚自汗或盗汗，收敛固表此方奇。

2. 玉屏风散

玉屏风散术芪防，脾虚气弱汗多尝，

守中实卫还疏表，补散兼施义须详。

3. 当归六黄汤

火炎汗出六黄汤，归柏芩连二地黄，

倍用黄芪为固表，滋阴清热效相当。

（二）涩精止遗

1. 桑螵蛸散

桑螵蛸散用龙龟，参苓菖远及当归，

尿频遗尿精失固，补肾宁心法毋违。

2. 金锁固精丸

金锁固精芡实研，莲须龙牡沙苑填，
莲粉糊丸盐汤下，肾虚精滑此方先。

（三）涩肠固脱

1. 真人养脏汤

真人养脏木香诃，粟壳当归肉蔻科，
术芍桂参甘草共，脱肛久痢即安和。

2. 桃花汤

桃花汤用赤石脂，粳米干姜配合宜，
专涩虚寒滑脱痢，湿热滞下慎勿施。

3. 四神丸

四神故纸与吴萸，肉蔻五味四般须，
大枣生姜同煎烂，五更肾泻火衰持。

（四）固崩止带

1. 固冲汤

固冲汤中用术芪，龙牡芍萸茜草施，
倍子海蛸棕固涩，崩中漏下总能医。

2. 完带汤

完带汤中二术陈，参甘车前与苡仁，
柴芍淮山黑芥穗，湿滞脾虚白带珍。

八、安神剂

（一）重镇安神

1. 朱砂安神丸

安神丸剂不寻常，归草朱连生地黄，

烦乱怔忡时不寐，镇心安神病自康。

2. 磁朱丸

磁朱丸最和阴阳，神曲能俾谷气昌，

内障黑花龙并治，亦医癫痫有奇长。

（二）滋养安神

1. 酸枣仁汤

酸枣仁汤治失眠，川芎知草茯苓煎，

养血除烦清内热，安然入睡梦乡甜。

2. 天王补心丹

补心丹用柏枣仁，二冬生地与归身，

三参桔梗朱砂味，远志茯苓养心神。

3. 甘麦大枣汤

金匮甘麦大枣汤，药味甘平效力彰，

情志失常由脏躁，滋养心神用此方。

九、开窍剂

（一）凉开

1. 安宫牛黄丸

安宫牛黄开窍方，芩连栀郁朱砂襄，

犀角雄黄珠冰麝，热闭心包细参详。

2. 紫雪丹

紫雪犀羚朱朴硝，硝磁寒水滑膏邀，

丁沉木麝升玄草，热陷昏痉服之消。

3. 至宝丹

至宝朱砂麝息香，雄黄犀角与牛黄，

金银二薄兼龙脑，琥珀玳瑁用之良。

4. 回春丹

回春星蔻枳竹陈，大半钩麻蝎僵沉，
檀木麝朱牛贝草，惊风痰热此方珍。

（二）温开

1. 苏合香丸

苏合香丸麝息香，木丁沉附荜檀香，
犀冰白术朱诃乳，寒实气闭急须尝。

2. 通关散

通关散用皂细辛，风痰壅闭用之灵，
宣利气机开窍道，吹鼻取嚏有奇勋。

十、理气剂

（一）行气

1. 越鞠丸

越鞠丸治六郁侵，气血痰火湿食因，
芎苍香附兼栀曲，理气舒郁法可钦。

2. 良附丸

良姜香附等分研，姜汁为丸或水煎，
脘腹诸疼因寒滞，清凉方法莫沾边。

3. 金铃子散

金铃延胡等分研，黄酒调服或水煎，
心腹诸疼由热郁，温行方法莫沾边。

4. 半夏厚朴汤

半夏厚朴气滞疏，苓姜苏叶同辅助，
加枣同煎名四七，痰涎结聚服之瘥。

5. 瓜蒌薤白白酒汤

瓜蒌薤白治胸痹，配以白酒最相宜，
加夏加枳桂枝朴，治法稍殊细辨医。

6. 天台乌药散

天台乌药木茴香，川楝槟榔巴豆姜，
再用青皮为细末，寒滞疝痛酒调尝。

7. 橘核丸

橘核丸中川楝桂，枳朴延胡藻带昆，
桃仁二木酒糊合，癫疝顽痛盐酒吞。

（二）降气

1. 苏子降气汤

苏子降气橘半宜，前归桂朴草姜依，
下虚上盛痰喘嗽，或入沉香去桂施。

2. 定喘汤

定喘白果与麻黄，款冬半夏白皮桑，
苏子黄芩甘草杏，肺寒膈热喘哮尝。

3. 旋覆代赭汤

仲景旋覆代赭汤，半夏参甘大枣姜，
噫气不除心下痞，虚中实证此方尝。

4. 橘皮竹茹汤

橘皮竹茹呕呃宜，人参甘草枣姜施，
胃虚兼热气冲逆，清补和中降逆之。

5. 丁香柿蒂汤

丁香柿蒂人参姜，呃逆因寒中气伤，
济生丁蒂仅二味，或加茹橘用皆良。

十一、理血剂

（一）活血祛瘀

1. 桃核承气汤

桃核承气配桂枝，甘草硝芒五般施，

下焦蓄血如狂证，瘀血为病总相宜。

2. 血府逐瘀汤

血府当归生地桃，红花甘枳赤芍熬，

柴胡芎桔牛膝等，血化下行不作痨。

3. 复元活血汤

复元活血用柴胡，花粉当归山甲扶，

桃红黄草煎加酒，损伤瘀滞总能除。

4. 七厘散

七厘散是伤科方，血竭红花冰麝香，

乳没儿茶朱共末，酒调内服外敷良。

5. 补阳还五汤

补阳还五赤芍芎，归尾通经佐地龙，

重用黄芪为主药，血中瘀滞用桃红。

6. 失笑散

失笑灵脂共蒲黄，等分为散醋煎尝，

瘀滞少腹时作痛，祛瘀止痛效非常。

7. 丹参饮

心腹诸疼有妙方，丹参十分作提纲，

檀砂一份聊为佐，入咽咸知效验彰。

8. 温经汤

温经汤用桂萸芎，归芍丹皮姜夏冬，

参草阿胶调气血，暖宫祛瘀在温通。

9. 生化汤

生化汤宜产后尝，归芎桃草炮干姜，

消瘀活血功偏擅，止痛温经效亦彰。

10. 宫外孕方

宫外孕方赤芍桃，更入丹参乳没熬，

活血祛瘀消肿块，异位妊娠治效高。

11. 透脓散

透脓散治毒成脓，服此能收速溃功，

川芎归芪甲片皂，加芷蒡银名相同。

（二）止血

1. 十灰散

十灰散用十般灰，柏茜茅荷丹棕随，

二蓟栀黄皆炒黑，凉降血逆此方推。

2. 四生丸

四生丸用叶三般，艾柏鲜荷生地餐，

热燔血分成吐衄，血随火降一时还。

3. 咳血方

咳血方中诃子收，海石山栀共瓜蒌，

青黛泻肝凉血热，咳嗽痰血此方投。

4. 槐花散

槐花散用治肠风，侧柏芥穗枳壳从，

等分为末米饮下，清肠凉血又疏风。

5. 黄土汤

黄土汤中生地黄，芩草阿胶术附裹，

便后下血功专擅，吐衄崩中亦可尝。

6. 小蓟饮子

小蓟饮子藕蒲黄，木通滑石生地襄，

归草黑栀淡竹叶，血淋热结服之康。

7. 胶艾汤

胶艾汤中四物先，阳胶艾叶草同煎，

养血调经兼止血，胎漏崩中病自痊。

十二、消导剂

1. 保和丸

保和丸用曲山楂，苓夏陈翘莱菔子，

消食化滞和胃气，方中亦可用麦芽。

2. 健脾丸

健脾参草术苓陈，肉蔻香连合砂仁，

楂肉淮山曲麦炒，脾虚食停化热珍。

3. 枳术丸

枳术丸是消补方，荷叶烧饭作丸尝，

加入麦芽与六曲，消食化滞效尤强。

4. 枳实消痞丸

积实消痞四君先，麦芽夏曲朴姜连，

脾虚寒热结心下，痞满食少用无偏。

5. 木香槟榔丸

木香槟榔青陈皮，枳柏黄连莪术奇，

大黄黑丑兼香附，泻痢因于热滞宜。

十三、祛湿剂

（一）芳香化湿

1. 平胃散

平胃散用朴陈皮，苍术甘草四般宜，

燥湿宽胸消胀满，调和胃气此方施。

2. 藿香正气散

藿香正气芷陈苏，甘桔云苓术朴俱，

夏曲腹皮加姜枣，风寒秽湿并能祛。

（二）清热祛湿

1. 茵陈蒿汤

茵陈蒿汤大黄栀，瘀热阳黄此法施，

便难尿赭腹胀满，清热利湿最相宜。

2. 三仁汤

三仁杏蔻薏苡仁，朴夏通草滑竹群，

开上宣中还渗下，湿温初起效堪珍。

3. 甘露消毒丹

甘露消毒蔻藿香，茵陈滑石木通菖，

芩翘贝母射干薄，湿热留连可煎尝。

4. 八正散

八正木通与车前，萹蓄大黄栀滑研，

草梢瞿麦灯心草，湿热诸淋服即蠲。

5. 蚕矢汤

湿热霍乱蚕矢汤，木瓜芩连栀苡襄，

豆卷吴萸通草夏，吐利腹痛转筋尝。

6. 二妙散

二妙散中苍柏煎，若云三妙膝须添，

痿痹足疾堪多服，湿热全清病自痊。

7. 宣痹汤

宣痹汤主防己薏，蚕沙半夏滑翘栀，

赤豆杏仁同配入，湿热痹证此方施。

（三）利水渗湿

1. 五苓散

五苓散里用桂枝，泽茯猪苓白术施，

原治太阳经腑病，亦治脾伤湿胜时。

2. 猪苓汤

猪苓汤内用茯苓，泽泻阿胶滑石称，

小便不利兼烦渴，滋阴利水此方灵。

3. 五皮饮（散）

五皮散用五般皮，陈茯姜桑大腹皮，

或用五加易桑白，脾虚肤肿此方施。

4. 防己黄芪汤

金匮防己黄芪汤，白术甘草枣生姜，

汗出恶风身肿重，表虚湿盛用之良。

（四）温化水湿

1. 实脾散

实脾苓术与木瓜，甘草木香大腹加，

草蔻附姜兼厚朴，虚寒阴水效堪夸。

2. 茯苓桂枝白术甘草汤

苓桂术甘治饮邪，总因水湿困脾家，

和以温药利小便，诸凡痰饮效堪夸。

3. 萆薢分清饮

萆薢分清石菖蒲，草梢乌药智仁俱，

或益茯苓盐煎服，淋浊留连此可除。

4. 鸡鸣散

鸡鸣散是绝妙方，苏叶吴萸桔梗姜，

瓜橘槟榔晨冷服，肿浮脚气效彰彰。

（五）祛风胜湿

1. 羌活胜湿汤

羌活胜湿草独芎，蔓荆藁本与防风，

湿邪在表头腰痛，发汗升阳有殊功。

2. 独活寄生汤

千金独活寄生汤，苓桂芎归芍地黄，

参草芄防辛膝杜，冷风顽痹此方尝。

十四、祛痰剂

（一）燥湿化痰

二陈汤

二陈汤用夏和陈，益以甘草与茯苓，

利气祛痰兼燥湿，湿痰为病此方珍。

（二）清化热痰

1. 清气化痰丸

清气化痰杏瓜蒌，黄芩枳茯胆星投，

陈夏姜汁为糊丸，肺热痰稠此方优。

2. 小陷胸汤

小陷胸汤连夏蒌，宽胸开结涤痰优，

膈上热痰痞满痛，舌苔黄腻脉滑浮。

3. 滚痰丸

滚痰丸是逐痰方，礞石黄芩及大黄，

少佐沉香为引导，顽痰怪症力能匡。

4. 消瘰丸

消瘰牡丹贝玄参，散结消痰并滋阴，

185

肝肾素亏痰火盛，加减临时细酌斟。

（三）润燥化痰

贝母瓜蒌散

贝母瓜蒌花粉填，陈皮桔梗茯苓研，
呛咳咽干痰难咯，清润肺燥化痰涎。

（四）治风化痰

1. 止嗽散

止嗽散用桔甘前，紫菀荆陈百部研，
为末姜汤调九克，风寒咳嗽病迁延。

2. 半夏白术天麻汤

半夏白术天麻汤，苓草橘红大枣姜，
眩晕头痛痰涎盛，化痰息风是效方。

十五、治风剂

（一）疏散外风

1. 消风散

消风散内用荆防，蝉蜕胡麻苦参苍，
归地知膏蒡通草，风疹湿疹服之康。

2. 川芎茶调散

川芎茶调散荆防，辛芷薄荷甘草羌，
目昏鼻塞风攻上，偏正头痛悉能康。

3. 牵正散

牵正散治口眼偏，白附僵蚕全蝎研，
每服三克热酒下，络中风痰此可蠲。

4. 玉真散

玉真散治破伤风，牙关紧急体角弓，

天麻星附羌防芷，祛风止痉有奇功。

5. 小活络丹

小活络丹用胆星，二乌乳没地龙并，

中风手足皆麻木，痰湿死血闭于经。

（二）平息内风

1. 镇肝熄风汤

镇肝熄风芍天冬，玄参龟板赭茵供，

龙牡麦芽甘膝楝，肝阳上亢奏奇功。

2. 羚角钩藤汤

羚角钩藤茯菊桑，贝草竹茹芍地黄，

阳邪亢盛成痉厥，肝风内动急煎尝。

3. 大定风珠

大定风珠鸡子黄，再合加减复脉汤，

三甲连同五味子，滋液息风是妙方。

4. 地黄饮子

地黄饮子斛山萸，麦味菖苓远志俱，

桂附戟蓉姜枣薄，喑痱厥逆总能祛。

十六、润燥剂

（一）轻宣外燥

1. 杏苏散

杏苏散内夏陈前，枳桔苓甘姜枣研，

轻宣温润治凉燥，止咳化痰病自痊。

2. 桑杏汤

桑杏汤中浙贝宜，沙参栀豉与梨皮，

干咳鼻涸还身热，清宣凉润燥能医。

3. 清燥救肺汤

清燥救肺参草杷，石膏胶杏麦胡麻，

经霜收下冬桑叶，清燥润肺效可嘉。

（二）滋润内燥

1. 养阴清肺汤

养阴清肺麦地黄，玄参甘芍贝丹襄，

薄荷共煎利咽膈，阴虚白喉是妙方。

2. 百合固金汤

百合固金二地黄，玄参贝母桔甘尝，

麦冬芍药当归配，喘咳痰血肺家伤。

3. 麦门冬汤

麦门冬汤用人参，枣甘粳米半夏斟，

肺痿咳逆因虚火，益胃生津降逆珍。

4. 增液汤

增液汤用玄地冬，滋阴润燥有殊功，

热病津枯肠燥结，增水行舟便自通。

十七、驱虫剂

1. 乌梅丸

乌梅丸味苦辛酸，连柏辛椒姜桂蠋，

参归附子虚寒治，温脏安蛔法可传。

2. 化虫丸

化虫鹤虱及使君，苦楝槟榔芜荑群，

白矾铅粉为丸服，肠道诸虫自绝氛。

3. 布袋丸

布袋丸内用四君，芜荑芦荟共调匀，

夜明砂与使君子，虫去疳消法可循。

十八、涌吐剂

1. 瓜蒂散

瓜蒂散用赤豆研，散和豉汁不需煎，

宿食痰涎填上脘，逐邪宣壅服之先。

2. 盐汤探吐方

盐汤探吐千金方，干霍乱兮宜急尝，

食停上脘气机阻，运用及时效亦彰。

方剂索引

凡由单味或二味药组成的方剂，在正文中已经写明，不再列入索引。

一画

一服散（《世医得效方》）

乌梅　罂粟壳　半夏　杏仁　苏叶　阿胶　生姜　甘草

主治　肺虚久咳。

一颧金（《卫生宝鉴》）

砒石　硫黄　绿豆

主治　疟疾。

二画

二仙汤（上海《赤脚医生手册》）

仙茅　淫羊藿　巴戟天　黄柏　知母　当归

主治　妇女更年期高血压。

二冬膏（《张氏医通》）

天冬　麦冬　川贝母

主治　肺虚有热的干咳少痰、咯血等证。

二陈汤（《太平惠民和剂局方》）

半夏　陈皮　茯苓　炙甘草

主治　湿痰咳嗽，痰多色白，胸膈胀满，舌苔白润。

十枣汤（《伤寒论》）

甘遂　大戟　芫花　大枣

主治　悬饮，胁下有水气，水肿腹胀属于实证者。

十灰散（《十药神书》）

大蓟　小蓟　荷叶　侧柏叶　茜草根　白茅根　牡丹皮　山栀
大黄　棕皮

主治　吐血、咯血、鼻衄，属于热证者。

十补丸（《鲍氏验方》）

鹿茸　枸杞子　五味子　山药　山茱萸　熟地黄　牛膝　菟丝子
麦冬　杜仲

主治　肾虚腰痛，阳痿，遗精，尿频。

十全大补汤（《医学发明》）

当归　川芎　白芍　熟地黄　人参　白术　茯苓　甘草　黄芪
肉桂

主治　气血两虚，体倦少食，妇女崩漏，经候不调。

丁香散（《沈氏尊生书》）

丁香　砂仁　白术

主治　脾胃虚寒，食欲不振，泄泻。

丁香柿蒂汤（《证因脉治》）

丁香　柿蒂　党参　生姜

主治　久病体虚，胃中虚寒所致的呃逆、呕吐、口淡、食少等症。

七厘散（《良方集腋》）

乳香　没药　红花　血竭　麝香　冰片　朱砂　儿茶

主治　跌打损伤，瘀滞作痛。

七宝美髯丹（《邵应节方》）

何首乌　茯苓　牛膝　当归　枸杞子　菟丝子　补骨脂

主治　肝肾虚损，须发早白，腰膝痠软。

八正散（《太平惠民和剂局方》）

木通　瞿麦　车前子　萹蓄　滑石　炙甘草　山栀子　大黄

主治　湿热下注，发为热淋、石淋。症见尿频涩痛，淋沥不畅，甚或癃闭不通，舌红苔黄，脉数实。

八珍汤（《正体类要》）

党参　白术　茯苓　甘草　当归　生地黄　川芎　熟地黄

主治　气血两虚。

八厘散（《医宗金鉴》）

苏木　乳香　没药　血竭　红花　自然铜　马钱子　丁香　麝香

主治　跌打仆损，筋骨折伤。

人马平安散（《张氏医通》）

硼砂　雄黄　硝石　朱砂　冰片　当门子　飞金

主治　霍乱痧胀，山岚瘴疠及中暑热秽恶诸邪。

人参蛤蚧散（《卫生宝鉴》）

蛤蚧　人参　杏仁　甘草　茯苓　知母　贝母　桑白皮

主治　病久体虚，咳嗽气喘，痰中带血，胸中烦热，或面目浮肿等。

九味羌活汤（《此事难知》）

羌活　防风　白芷　生地黄　苍术　黄芩　细辛　甘草　川芎

主治　外感风寒湿邪头痛项强。

三画

三子丸（《备急千金要方》）

蛇床子　菟丝子　五味子

主治　阳痿，腰膝冷痛，宫冷不孕等。

三仁汤（《温病条辨》）

杏仁　白豆蔻　薏苡仁　滑石　竹叶　通草　厚朴　制半夏

主治　湿温初起，或暑湿邪在气分，头痛身重，午后身热等症。

三灰散（《类证治裁》）

血余炭　陈棕炭　绢灰

主治 崩漏下血。

三花丸（旧名三花神佑丸《宣明方》）

大戟 芫花 甘遂 牵牛子 大黄 轻粉

主治 水肿。

三妙丸（《医学正传》）

苍术 黄柏 牛膝

主治 小便不利，痿证，足膝肿痛。

三拗汤（《太平惠民和剂局方》）

麻黄 杏仁 甘草

主治 外感风寒，鼻塞咳嗽，气促多痰。

三棱丸（《经验良方》）

三棱 莪术 牡丹皮 川芎 延胡索 酒大黄 牛膝

主治 血瘀经闭腹痛。

三棱煎（《选奇方》）

三棱 莪术 青皮 半夏 麦芽

主治 妇人食积痰滞及癥瘕。

三子养亲汤（《韩氏医通》）

苏子 莱菔子 白芥子

主治 气逆，痰滞之咳嗽，气喘，痰多胸痞。

三才封髓丹（《卫生宝鉴》）

天冬 熟地黄 人参 黄柏 砂仁 肉苁蓉 甘草

主治 阴虚火亢，梦遗失精。

三物备急丸（《金匮要略》）

巴豆 干姜 大黄

主治 寒食冷积便秘、腹满胀痛。

三物茵陈汤（《证治准绳》）

茵陈 黄连 栀子

主治 湿热黄疸。

下瘀血汤（《金匮要略》）

大黄　桃仁　土鳖虫

主治　产后腹痛，腹中有瘀血。

大半夏汤

半夏　人参　白蜜

主治　胃虚呕吐。

大补阴丸（《丹溪心法》）

黄柏　知母　熟地黄　龟甲

主治　肝肾阴虚，虚火上亢，潮热盗汗。

大定风珠（《温病条辨》）

白芍　阿胶　生龟甲　生地黄　麻仁　五味子　生牡蛎　麦冬　炙甘草　鸡子黄　生鳖甲

主治　虚风内动，瘛疭，舌绛。

大建中汤（《金匮要略》）

花椒　干姜　党参　饴糖

主治　中阳虚衰，阴寒内盛，脘腹剧痛，呕逆，不能食。

大承气汤（《伤寒论》）

大黄　厚朴　枳实　芒硝

主治　阳明腑实证，胸痞腹满，便秘不通，腹痛拒按，高热神昏谵语，惊厥发狂，舌苔黄燥，脉滑数或沉实有力。

大秦艽汤（《河间六书》）

秦艽　石膏　甘草　川芎　当归　独活　白芍　羌活　防风　黄芩　白芷　白术　生地黄　熟地黄　茯苓　细辛

主治　风中经络，手足不遂，语音謇涩。

大陷胸汤（《伤寒论》）

大黄　芒硝　甘遂

主治　热邪与水饮结聚，从心下至少腹硬满而痛。

大黄䗪虫丸（《金匮要略》）

大黄　䗪虫　水蛭　牛膝　桃仁　杏仁　虻虫　生地黄　赤芍

黄芩　蛴螬　甘草

主治　内有干血，经闭腹满，肌肤甲错等证。

大黄牡丹汤（《金匮要略》）

大黄　牡丹皮　桃仁　冬瓜仁　芒硝

主治　肠痈初起，右下腹疼痛拒按。

千金散（《寿世保元》）

僵蚕　全蝎　天麻　朱砂　牛黄　黄连　胆南星　冰片

主治　急惊，痰喘发痉者。

川芎散（《卫生宝鉴》）

川芎　僵蚕　菊花　石膏

主治　风热头痛，痛连齿颊。

川芎茶调散（《太平惠民和剂局方》）

川芎　细辛　白芷　羌活　防风　荆芥　薄荷　甘草

主治　外感风寒，头痛，鼻塞，身痛。

己椒苈黄丸（《金匮要略》）

葶苈子　防己　椒目　大黄

主治　水肿实证，胸腹积水，小便不利。

小升丹

水银　硝石　白矾

主治　梅毒恶疮。

小金丹（《外科全生集》）

白胶香　草乌　五灵脂　地龙　番木鳖　乳香　没药　当归　麝香　黑炭

主治　乳腺癌，脑肿瘤，瘰疬，痰核，流注。

小青龙汤（《伤寒论》）

麻黄　芍药　细辛　干姜　甘草　桂枝　半夏　五味子

主治　风寒咳喘，水饮内停。

小承气汤（《伤寒论》）

大黄　厚朴　枳实

主治　阳明腑证，谵语便难，潮热，胸腹痞满，舌苔老黄，脉滑数。痢疾初起，腹痛难忍，或作胀闷，里急后重。

小活络丹（《太平惠民和剂局方》）

川乌　草乌　天南星　乳香　没药　蚯蚓

主治　痹证，关节疼痛，屈伸不利。

小建中汤（《伤寒论》）

桂枝　芍药　干姜　大枣　甘草　饴糖

主治　脾胃虚寒所致的脘腹挛急疼痛。

小柴胡汤（《伤寒论》）

柴胡　黄芩　半夏　人参　甘草　生姜　大枣

主治　寒热往来，头晕目眩，胁痛，口苦。

小陷胸汤（《伤寒论》）

半夏　黄连　瓜蒌

主治　痰热互结所致的胸脘痞闷、呕吐等症。

小蓟饮子（《济生方》）

小蓟　生地黄　蒲黄　藕节　当归　栀子　滑石　木通　淡竹叶甘草

主治　下焦热结，血淋，尿血。

小陷胸加枳实汤（《温病条辨》）

黄连　瓜蒌　半夏　枳实

主治　阳明暑温，水结在胸。证见脉洪滑，面赤身热，头晕，不恶寒，但恶热，舌上黄滑苔，渴欲饮凉，饮不解渴，得水则呕，按之胸下痛，小便短，大便闭者。

四画

天竺黄丹（《证治准绳》）

天竺黄　晚蚕沙　白僵蚕　黄连　朱砂　青黛　麝香　人参

主治　痰热惊搐，中风痰壅。

天王补心丹（《摄生秘剖》）

生地黄　五味子　当归　天冬　麦冬　柏子仁　酸枣仁　人参　玄参　丹参　茯苓　远志　桔梗

主治　心肾不足，阴血亏损所致的虚烦不眠、心悸梦多。

天台乌药散（《医学发明》）

乌药　木香　茴香　青皮　高良姜　槟榔　川楝子　巴豆

主治　寒凝气滞而致小肠疝气，小腹引牵睾丸而痛。

天麻钩藤饮（《中医内科杂病证治新义》）

天麻　钩藤　石决明　桑寄生　牛膝　山栀子　黄芩　益母草　茯苓　夜交藤

主治　肝阳上亢，肝风内动的头痛、眩晕、失眠。

不换金正气散（《太平惠民和剂局方》）

藿香　法半夏　苍术　厚朴　陈皮　甘草

主治　湿浊内阻兼有外感。

木瓜汤（《仁斋直指方》）

木瓜　茴香　吴茱萸　甘草　生姜　紫苏

主治　吐泻不止，转筋胸闷。

木贼散（《证治准绳》）

木贼　蝉蜕　谷精草　甘草　苍术　蛇蜕　黄芩

主治　目赤翳障。

木通散（《证治准绳》）

木通　猪苓　赤茯苓　桑白皮　紫苏　槟榔

主治　湿足气，遍身浮肿，喘促，烦闷，小便不利。

木香槟榔丸（《儒门事亲》）

木香　槟榔　青皮　陈皮　莪术　黄连　黄柏　大黄　香附　牵牛

主治　积滞内停，腹胀便秘，赤白痢下等症。

五子丸（原名五子衍宗丸《丹溪心法》）

菟丝子　枸杞子　车前子　覆盆子　五味子

主治　肾虚阳痿，精滑不固及不孕。

五皮饮（《太平惠民和剂局方》）

五加皮　茯苓皮　大腹皮　生姜皮　地骨皮

主治　水肿，小便不利，脘腹胀满。

五苓散（《伤寒论》）

猪苓　茯苓　白术　泽泻　桂枝

主治　水湿停聚，少腹胀满，小便不利，水肿。

五淋散（《太平惠民和剂局方》）

赤茯苓　赤芍药　当归　山栀子　甘草

主治　五淋诸证。

五加皮散（《沈氏尊生书》）

五加皮　油松节　木瓜

主治　下肢痹痛，筋骨拘挛。

五虎追风散（验方）

全蝎　蝉蜕　南星　天麻　僵蚕

主治　破伤风，牙关紧闭，角弓反张。

五味消毒饮（《医宗金鉴》）

蒲公英　地丁　金银花　野菊花　紫背天葵

主治　疔肿毒疮，红肿热痛，舌红脉数。

五味异功散（《小儿药证直诀》）

党参　白术　茯苓　甘草　陈皮

主治　脾虚气滞之气少纳差，便溏，脘腹满闷。

止嗽散（《医学心悟》）

桔梗　荆芥　紫菀　百部　白前　甘草　陈皮

主治　外感咳嗽，日久不止，痰多不易咳出，舌苔白，脉浮缓。

止痛灵宝散（《外科精要》）

络石藤　皂角刺　瓜蒌　乳香　没药　甘草

主治　痈疽焮痛。

内消散（《医宗金鉴》）

白及　金银花　知母　贝母　天花粉　穿山甲（现用替代品）　皂角

刺　乳香　半夏

主治　痈肿。

内消瘰疬丸（验方）

夏枯草　海藻　天花粉　连翘　生地黄　当归　玄参　浙贝
母　海粉　熟大黄　桔梗　枳壳　玄明粉　青盐　薄荷　白蔹　甘草

主治　瘰疬痰核，或肿或痛。

牛黄散（《证治准绳》）

牛黄　朱砂　玄参　天竺黄　蝎尾　钩藤

主治　小儿惊痫，痉挛，抽搐。

牛蒡汤（《证治准绳》）

牛蒡子　大黄　薄荷　防风　荆芥穗　甘草

主治　风热壅滞，咽喉肿痛。

牛膝汤（《备急千金要方》）

当归　牛膝　瞿麦　通草　滑石　冬葵子

主治　淋病尿血。

牛膝散（《妇人良方》）

牛膝　桃仁　牡丹皮　桂心　当归　川芎　木香　延胡索　芍药

主治　血瘀经闭，脐腹刺痛等。

升麻葛根汤（《阎氏小儿方论》）

升麻　葛根　芍药　炙甘草

主治　麻疹初发，或发而未透，发热恶风，喷嚏咳嗽，目赤流泪
等症。

手拈散（《奇效良方》）

延胡索　五灵脂　没药　草果

主治　心腹刺痛。

化虫丸（《太平惠民和剂局方》）

鹤虱　苦楝根皮　槟榔　铅粉　使君子　芜荑　枯矾

主治　蛔虫、丝虫、蛲虫等虫积腹痛。

化血丹（《医学衷中参西录》）

花蕊石　三七　血余炭

主治　咳血，吐血而兼有瘀血者。

乌龙丸（《摄生方》）

九香虫　陈皮　白术　车前子　杜仲

主治　膈脘滞气，脾肾亏损。

乌辛茶（《备急灸法》）

川乌　细辛　茶叶

主治　头风疼痛，偏头痛。

乌梅丸（《伤寒论》）

乌梅　黄连　黄柏　干姜　细辛　花椒　附子　桂皮　当归　人参

主治　蛔厥呕吐。

丹参饮（《医宗金鉴》）

丹参　砂仁　檀香

主治　血瘀气滞，心腹、胃脘疼痛。

六味汤（《咽喉秘集》）

僵蚕　甘草　桔梗　荆芥　薄荷　防风

主治　咽痛初起有风热外邪者。

六君子汤（《医学正传》）

陈皮　半夏　党参　白术　茯苓　甘草

主治　脾虚痰湿内生。

六味地黄丸（《小儿药证直诀》）

熟地黄　山茱萸　山药　泽泻　茯苓　牡丹皮

主治　肾阴不足，虚火上炎，腰膝酸软，头目眩晕。

火府丹（《普济本事方》）

木通　黄芩　生地黄

主治　热淋、血淋。

五画

玉女煎（《景岳全书》）

石膏　知母　麦冬　熟地黄　牛膝

主治　阴虚内热，烦热口渴，牙痛等症。

玉华丹（《一草亭目科全书》）

炉甘石　珍珠粉　朱砂

主治　目赤肿痛多泪，生翳膜。

玉关丸（《景岳全书》）

明矾　五倍子　诃子　五味子

主治　久泻不止，便血，崩漏等。

玉真散（《医宗金鉴》）

防风　白芷　天麻　羌活　白附子　天南星

主治　破伤风。

玉泉丸（《沈氏尊生书》）

乌梅　天花粉　麦冬　人参　葛根　甘草　黄芪

主治　消渴。

玉液汤（《医学衷中参西录》）

瓜蒌根　知母　葛根　五味子　山药　黄芪　鸡内金

主治　消渴。

玉壶丸（《太平惠民和剂局方》）

天南星　半夏　天麻

主治　风痰眩晕，胸闷呕逆。

玉屏风散（《世医得效方》）

黄芪　白术　防风

主治　表虚自汗，以及虚人易感风邪者，证见自汗恶风、面色㿠白、舌淡、脉浮缓。

艾煎丸（李东垣方）

香附　当归　艾叶

主治　肝郁气滞，月经不调，痛经等。

甘麦大枣汤（《金匮要略》）

甘草　小麦　大枣

主治　脏躁病。证见精神恍惚，时常悲伤欲哭，不能自主，呵欠频作，或失眠盗汗，舌红少苔，脉细而数。

甘草附子汤（《伤寒论》）

甘草　附子　白术　桂枝

主治　风湿相搏，骨节烦疼。

甘露消毒丹（《温热经纬》）

藿香　滑石　茵陈　黄芩　石菖蒲　木通　川贝母　薄荷　连翘　白蔻仁　射干

主治　湿温初起，邪在气分，湿热并重。

石韦散（《备急千金要方》）

石韦　当归　蒲黄　芍药

主治　血淋。

石斛汤（《证治准绳》）

石斛　麦冬　生地黄　玄参　远志　茯苓　黄芪　甘草

主治　虚热烦躁，口干自汗。

石决明丸（《奇效良方》）

石决明　熟地黄　山茱萸　菟丝子　五味子　知母　细辛

主治　肝虚血弱，日久昏暗。

右归丸（《景岳全书》）

熟地黄　山药　山茱萸　枸杞子　杜仲　菟丝子　熟附子　肉桂　当归　鹿角胶

主治　肾阳不足，命门火衰，年老久病而现神疲、畏寒肢冷、阳痿、精滑、腰膝脚软。

龙蛇羊泉汤（现代方）

龙葵　白英　蛇莓

主治　各种癌症，长于治疗子宫颈癌。

平胃散（《太平惠民和剂局方》）

苍术　厚朴　陈皮　甘草　生姜　大枣

主治　脾胃湿滞的脘腹胀满，恶心呕吐，大便溏泄等症。

归脾汤（《济生方》）

白术　茯神　黄芪　龙眼肉　酸枣仁　党参　木香　炙甘草　当
归　远志

主治　心脾两虚，气血不足所致神疲食少、心悸失眠等症。

甲乙归藏汤（《医醇賸义》）

珍珠母　龙齿　白芍　丹参　夜交藤　合欢花　柏子仁　生地
黄　当归　沉香　柴胡　薄荷　大枣

主治　彻夜不寐，间日轻重，脉弦数等症。

四生丸（《妇人大全良方》）

生荷叶　生艾叶　生侧柏叶　生地黄

主治　血热妄行所致的吐血、衄血。

四苓散（《明医指掌》）

茯苓　泽泻　猪苓　白术

主治　水湿内停，小便不利，大便溏泄。

四物汤（《太平惠民和剂局方》）

熟地黄　当归　川芎　白芍

主治　血虚血滞所致的月经不调、痛经，及一切血虚证而见舌淡、
脉细者。

四逆汤（《伤寒论》）

熟附子　干姜　炙甘草

主治　阳气虚衰，阴寒内盛，四肢厥逆，恶寒蜷卧，神疲欲寐，
下痢清谷，腹中冷痛，口淡不渴，舌淡苔白，脉沉微等症。

四神丸（《丹溪心法》）

荜澄茄　香附　吴茱萸　木香

主治　寒疝腹痛。

四神丸（《内科摘要》）

肉豆蔻　补骨脂　吴茱萸　五味子　生姜　大枣

主治　脾肾虚泻，或久痢虚痛。

四磨汤（《卫生家宝方》）

乌药　沉香　木香　槟榔

主治　胸腹气滞，胀闷作痛。

四君子汤（《太平惠民和剂局方》）

党参　炙甘草　白术　茯苓

主治　脾胃气虚，运化力弱所致面色㿠白、言语轻微、食少便溏、四肢无力、脉缓弱或细软。

四妙勇安汤（验方）

玄参　金银花　甘草　当归

主治　血栓闭塞性脉管炎。

四海舒郁方（《疡医大全》）

昆布　海藻　海带　乌贼骨　海蛤粉　青木香　陈皮

主治　喉间气结如胞，随喜怒消长。

四乌鲗骨一藘茹丸（《黄帝内经》）

乌鲗骨　藘茹　雀卵　鲍鱼汁

主治　月经前或经初行时少腹胀痛、乳房胀痛。

生化汤（《景岳全书》）

当归　川芎　桃仁　炮姜　炙甘草

主治　产后恶露不行，小腹疼痛。

生肌散（《医宗金鉴》）

血竭　乳香　没药　儿茶

主治　生肌止痛，治疮久不愈。

生脉散（《内外伤辨惑论》）

人参　麦冬　五味子

主治　暑热伤气，气津两伤，证见汗多、体倦气短口渴、脉虚；或久咳肺虚，咳嗽痰少，短气自汗，口干舌燥，脉虚者。

生肌干脓散（《证治准绳》）

斑蝥　白砒　草乌　青黛　黄连　白矾　麝香

主治　瘰疬瘘疮。

仙灵脾散（《圣惠方》）

威灵仙　苍耳子　桂心　川芎　淫羊藿

主治　行痹走注疼痛等症。

白附饮（《证治准绳》）

白附子　生南星　生半夏　生川乌　天麻　陈皮　木香　丁香　全蝎　僵蚕

主治　风痰壅盛，抽搐，呕吐等症。

白前汤（《备急千金要方》）

白前　半夏　紫菀　大戟

主治　久咳短气，痰饮水肿之实证。

白通汤（《伤寒论》）

葱白　干姜　生附子

主治　少阴病下利脉微。

白薇散（《普济本事方》）

白薇　当归　人参　甘草

主治　产后血虚发热，昏厥。

白花蛇酒（《濒湖集简方》）

白花蛇　全蝎　天麻　羌活　防风　独活　白芷　当归　赤芍　升麻　甘草

主治　风湿顽痹，骨节疼痛，筋脉挛急，口眼㖞斜，语言謇塞，半身不遂。

白头翁汤（《伤寒论》）

白头翁　黄连　黄柏　秦皮

主治　热痢下重，大便脓血。

白芥子散（《证治准绳》）

白芥子　木鳖子　没药　桂心　木香

主治　痰滞经络，肩臂肢体疼痛麻痹。

白蒺藜散（《张氏医通》）

白蒺藜　菊花　连翘　蔓荆子　决明子　青葙子　甘草

主治　肝热目赤，多泪。

白僵蚕散（《证治准绳》）

僵蚕　桑叶　荆芥　木贼　细辛　旋覆花　甘草

主治　肝风头痛，多泪者。

白及枇杷丸（《证治要诀》）

白及　枇杷叶　阿胶珠　藕节　生地黄

主治　咳血，吐血。

瓜蒌薤白白酒汤（《金匮要略》）

瓜蒌　薤白　白酒

主治　胸痹，喘息咳唾，胸背痛，短气，寸口脉沉而迟，关上小紧数。

瓜蒌薤白半夏汤（《金匮要略》）

瓜蒌　薤白　半夏　白酒

主治　胸痹不得卧，心痛彻背者。

外敷麻药方（《医宗金鉴》）

川乌尖　草乌头　生南星　生半夏　蟾酥　胡椒（为末，烧酒调敷。）

主治　敷于患处，作为外科局部麻醉剂。

半边散（《普济方》）

蝼蛄　大戟　甘遂　芫花　大黄

主治　大腹水肿。

半夏厚朴汤（《金匮要略》）

半夏　厚朴　茯苓　苏叶　生姜

主治　痰气郁结，咽中如有物阻，胸胁满闷作痛。

加味乌药汤（《济阴纲目》）

乌药　缩砂仁　木香　延胡索　香附　甘草

主治　经前或月经初行时，少腹胀痛，或连胸胁、乳房胀痛，舌淡苔白，脉弦涩者。

加味地黄丸（《医宗金鉴》）

熟地黄　山茱萸　山药　泽泻　茯苓　牡丹皮　鹿茸　五加皮　麝香

主治　肾阳不足，精髓衰少所致的筋骨痿软及小儿发育不良，齿迟，行迟。

加味金刚片（《中药制剂手册》）

乌梢蛇　乌贼骨　当归　怀牛膝　木瓜　续断　淫羊藿　菟丝子　地龙　肉苁蓉　萆薢　黄芪　马钱子

主治　小儿麻痹症后期，四肢痿软无力。

加减葳蕤汤（《通俗伤寒论》）

玉竹　葱白　淡豆豉　白薇　薄荷　桔梗　甘草　红枣

主治　素有阴虚，感受外邪，发热无汗，身痛口渴等。

六画

地榆丸（《证治准绳》）

地榆　当归　阿胶　黄连　木香　乌梅　诃子肉

主治　血痢久不愈。

地骨皮汤（《圣济总录》）

地骨皮　鳖甲　知母　银柴胡　秦艽　贝母　当归

主治　虚劳骨蒸潮热。

地黄通经丸（《妇人良方》）

熟地黄　水蛭　虻虫　桃仁

主治　月经不利，或产后恶露不尽，脐腹作痛。

芍药汤（《河间六书》）

大黄　黄连　黄芩　芍药　槟榔　当归　木香　肉桂　炙甘草

主治　痢疾属于实症下脓血，腹痛，里急后重等。

夺命丹（《外科症治全生集》）

黄连　金银花　甘草　赤芍　蚤休

主治　痈肿疮毒，疔毒内攻。

百部丸（《小儿药证直诀》）

百部　麻黄　杏仁

主治　小儿风寒咳嗽。

百合固金汤（《验方集解》）

生地黄　熟地黄　麦冬　百合　白芍　当归　贝母　甘草　玄参　桔梗

主治　阴虚火炎，咽喉干痛，喘咳痰血。

达原饮（《瘟疫论》）

槟榔　厚朴　草果　知母　白芍　黄芩　甘草

主治　疟疾邪伏膜原或瘟疫初起。

扫疥方（《串雅》）

大枫子　硫磺　雄黄　黄丹　黄连　黄柏　蛇床子　狗脊　苦参　水银　轻粉　木鳖子（研末油调敷）

主治　诸疥疮，热疮。

至宝丹（《太平惠民和剂局方》）

麝香　龙脑　安息香　牛黄　犀角　朱砂　雄黄　玳瑁　琥珀

主治　中风卒倒，中恶气厥，神昏谵语，痰迷心窍，小儿惊痫等。

当归龙荟丸（《宣明论方》）

芦荟　当归　龙胆草　黄芩　栀子　黄连　黄柏　大黄　青黛　木香　麝香

主治 肝胆实火，头晕目眩，谵语发狂，大便秘结，小便赤涩。

当归红花饮（《麻科活人书》）

红花 当归 牛蒡子 紫草 大青叶 连翘 黄连 葛根 甘草

主治 麻疹夹斑，色不红活。

当归建中汤（《千金翼方》）

当归 芍药 桂枝 炙甘草 生姜 大枣 饴糖

主治 产后气血虚寒，挛急腹痛。

当归生姜羊肉汤（《金匮要略》）

当归 生姜 羊肉

主治 血虚有寒的腹痛。

肉苁蓉丸（《证治准绳》）

肉苁蓉 熟地黄 山药 五味子 菟丝子

主治 肾虚阳痿，小便频数。

朱雀丸（《百一选方》）

茯神 沉香 朱砂 人参

主治 心肾不交，恍惚健忘，心悸怔忡。

朱砂安神丸（《兰室秘藏》）

朱砂 黄连 甘草 生地黄 当归

主治 血虚，心烦不眠，惊悸怔忡。

竹叶柳蒡汤（《医学广笔记》）

柽柳 荆芥 干葛 蝉蜕 薄荷 炒牛蒡子 知母 玄参 麦冬
甘草 淡竹叶

主治 痧疹透发不出，喘咳烦闷。

延桂散（《妇人大全良方》）

延胡索 当归 桂枝

主治 血滞腰痛或痛经。

自然铜散（《张氏医通》）

自然铜 乳香 没药 当归 羌活

主治 骨折疼痛。

舟车丸（《景岳全书》）

黑牵牛　甘遂　芫花　大戟　大黄　青皮　陈皮　木香

主治　水肿水胀，形气俱实，口渴，气粗，腹紧，大小便秘，脉沉数有力。

冰硼散（《外科正宗》）

硼砂　冰片　玄明粉　朱砂

主治　口舌糜烂，咽喉肿痛，痰火嗽而至声哑喉痛之症。

安虫散（《小儿药证直诀》）

川楝子　槟榔　鹤虱　白矾

主治　杀虫止痛。

安冲汤（《医学衷中参西录》）

乌贼骨　茜草根　生地黄　续断　黄芪　白术　龙骨　白芍　牡蛎

主治　月经过期不止。

安息香丸（《全幼心鉴》）

安息香（酒蒸成膏）　沉香　木香　丁香　藿香　八角茴香　香附　砂仁　炙甘草

主治　小儿腹痛，曲脚而啼。

安神补心丸（片）（上海中药二厂）

夜交藤　合欢皮　五味子　生地黄　熟地黄　丹参　女贞子　旱莲草　珍珠母　石菖蒲

主治　心肝两虚，头昏，失眠，耳鸣，心悸，健忘。

安神定志丸（《医学新悟》）

茯苓　茯神　人参　远志　龙齿　石菖蒲

主治　睡眠不安，梦中惊跳怵惕。

安宫牛黄丸（《温病条辨》）

牛黄　郁金　犀角　黄芩　黄连　雄黄　山栀子　朱砂　冰片　麝香　珍珠

主治　温热病，热入心包，证见高热烦躁、神昏谵语等；并治小儿惊厥由于痰热内闭者。

导赤散（《小儿药证直诀》）

生地黄　木通　甘草梢　淡竹叶

主治　心经实热烦渴，口舌生疮，小便短赤，尿时刺痛。

导痰汤（《济生方》）

制半夏　陈皮　茯苓　甘草　枳实　制南星

主治　风痰上逆，时发晕厥。

阳和汤（《外科症治全生集》）

熟地黄　鹿角胶　白芥子　肉桂　炮姜　麻黄　甘草

主治　一切阴疽，附骨疽，流注，鹤膝风等属于阴寒之症。

防己汤（《备急千金要方》）

乌头　肉桂　生姜　白术　茯苓　人参

主治　风寒湿痹。

防己茯苓汤（《金匮要略》）

防己　茯苓　黄芪　桂枝　甘草

主治　水气在皮肤所致的皮水病，四肢浮肿，不恶风，腹肿胀如鼓，不渴，小便不利，脉浮者。

防己黄芪汤（《金匮要略》）

防己　黄芪　白术　甘草　生姜　大枣

主治　风水证及湿痹而见肢体重着麻木者。

如圣散（《证治准绳》）

棕榈皮　乌梅　干姜

主治　温经收涩止血。

如意金黄散（《医宗金鉴》）

大黄　黄柏　姜黄　白芷　天南星　陈皮　苍术　厚朴　天花粉
甘草

主治　阳证痈疡肿痛及跌打损伤。

红花酒（《治法机要》）

红花　荷叶　牡丹皮　当归　蒲黄

主治　经闭腹痛及产后血晕。

红藤煎（《临床经验汇编》）

红藤　紫花地丁　乳香　没药　连翘　大黄　延胡索　牡丹皮
金银花　甘草

主治　肠痈。

七画

麦门冬汤（《金匮要略》）

麦冬　半夏　人参　甘草　粳米　大枣

主治　肺胃阴伤，痰气上逆所致的咳吐涎沫、咽喉不利、口渴
舌光。

远志丸（《济生方》）

远志　石菖蒲　茯苓　茯神　龙齿　人参　朱砂

主治　惊恐后，心神不安，惊悸恐惧。

杏苏散（《温病条辨》）

苏叶　半夏　甘草　前胡　桔梗　枳壳　橘皮　杏仁　茯苓　生
姜　大枣

主治　外感头痛，恶寒，咳嗽痰稀等。

杏仁滑石汤（《温病条辨》）

杏仁　滑石　黄芩　桔红　黄连　郁金　厚朴　半夏

主治　湿热交蒸，胸中痞闷，身热，呕恶，尿短。

杞菊地黄丸（《医级》）

熟地黄　山茱萸　山药　泽泻　茯苓　牡丹皮

主治　肝肾不足，视力减退，或枯涩眼痛。

苇茎汤（《备急千金要方》）

苇茎　薏苡仁　桃仁　冬瓜仁

主治　肺痈发热咳嗽，痰多带血而有腥臭味。

苍耳子散（《三因极一病证方论》）

苍耳子　薄荷　辛夷　白芷

主治　风热上攻所致之鼻渊证。

苏合香丸（《太平惠民和剂局方》）

白术　青木香　犀角　香附　朱砂　诃子　白檀香　安息香　沉香　麝香　丁香　荜茇　龙脑　苏合香油　乳香

主治　中风昏迷，痧气昏厥，舌苔厚腻，痰浊内盛。

苏子降气汤（《太平惠民和剂局方》）

苏子　前胡　陈皮　半夏　肉桂　厚朴　当归　生姜　炙甘草

主治　痰涎壅盛，咳喘短气，胸膈满闷，舌苔白润。

抗癌丸（《肿瘤的诊断与防治》）

僵蚕　蜈蚣　穿山甲　炙番木鳖　硫黄　蜂房　全蝎　石见穿　守宫

主治　食管癌，胃癌，肝癌，肺癌。

折伤筋骨方（《卫生简易方》）

接骨木　乳香　当归　川芎　芍药

主治　折伤筋骨。

吹消散（《串雅》）

乳香　麝香　儿茶　蟾酥　朱砂

主治　肿毒。

吴茱萸汤（《伤寒论》）

吴茱萸　党参　大枣　生姜

主治　胃寒或肝胃不和的呕吐，或兼有胃痛、胁痛之症。

吴萸木瓜汤（《时方讲义》）

吴茱萸　木瓜　槟榔　生姜

主治　脚气肿痛，甚或冲心烦闷。

牡蛎散（《太平惠民和剂局方》）

牡蛎　黄芪　麻黄根　浮小麦

主治　体虚自汗，夜卧尤甚，心悸惊惕，短气烦倦。

何人饮（《景岳全书》）

何首乌　人参　当归　陈皮　生姜

主治　疟疾久发不愈，气血虚亏。

含化丸（《证治准绳》）

海藻　海蛤　海带　昆布　瓦楞子　文蛤　诃子　五灵脂　猪靥

主治　瘿瘤。

谷精龙胆散（《证治准绳》）

谷精草　龙胆草　生地黄　赤芍　红花　牛蒡子　荆芥　茯苓　木通　甘草

主治　目赤翳障，头风牙痛。

辛夷散（《济生方》）

辛夷　白芷　藁本　防风　川芎　细辛　木通　甘草

主治　头风头痛，鼻渊鼻塞。

沙参麦冬汤（《温病条辨》）

沙参　麦冬　玉竹　甘草　桑叶　扁豆　天花粉

主治　燥伤肺阴，发热咳嗽。

诃子散（《素问病机气宜保命集》）

诃子　黄连　木香　甘草

主治　偏热者，久泻、久痢等症。

诃子汤（《宣明论方》）

诃子　桔梗　甘草

主治　久嗽失音。

诃子皮散（《兰室秘藏》）

诃子　罂粟壳　陈皮　干姜

主治　久泄，久痢，脱肛。

补肺汤（《永类钤方》）

人参　黄芪　五味子　熟地黄　紫菀　桑白皮

主治　肺气虚，自汗喘咳。

补中益气汤（《脾胃论》）

黄芪　人参　白术　炙甘草　当归　陈皮　升麻　柴胡

主治　气虚下陷，脱肛。

补阳还五汤（《医林改错》）

黄芪　当归尾　赤芍　川芎　地龙　红花　桃仁

主治　气虚血滞，四肢麻痹。

补肺阿胶汤（《小儿药证直诀》）

阿胶　马兜铃　牛蒡子　炙甘草　杏仁　糯米

主治　肺阴虚，火盛，咳嗽气喘，痰少，咽干或痰中带血，舌红少苔，脉细数。

附子理中汤（《太平惠民和剂局方》）

附子　干姜　党参　白术　炙甘草

主治　脾胃虚寒，腹痛，泄泻清稀，呕吐，舌淡苔白，脉沉细或迟缓。

驱风散（山东中医学院《中药方剂学》）

白花蛇肉　乌梢蛇肉　腹蛇肉　雄黄　生大黄

主治　麻风厉毒，手足麻木，眉毛脱落，皮肤瘙痒，外用治顽癣恶疮。

驱尿石汤（《北京中草药制剂选编》）

王不留行　冬葵子　金钱草　车前子　海金沙　石韦　怀牛膝　泽泻　滑石　枳壳

主治　泌尿系结石。

八画

青皮丸（《沈氏尊生书》）

青皮　草果　山楂　麦芽　六曲

主治　消化不良，胃脘痞闷胀痛。

青娥丸（《太平惠民和剂局方》）

杜仲　补骨脂　大蒜　核桃肉

主治　肾亏腰瘘，头晕耳鸣，尿有余沥。

青州白丸子（《太平惠民和剂局方》）

天南星　白附子　半夏　川乌

主治　风痰壅盛，口吐涎沫，口眼歪斜。

青蒿鳖甲汤（《温病条辨》）

青蒿　鳖甲　生地黄　知母　牡丹皮

主治　温病后期，阴液已伤，邪留阴分，夜热早凉，热退无汗之证。

枇杷清肺饮（《医宗金鉴》）

枇杷叶　黄连　黄柏　人参　甘草　桑白皮

主治　肺热咳喘。

松枝酒（《医学心得》）

松节　桑枝　桑寄生　钩藤　续断　天麻　狗脊　秦艽　青木香　海风藤　菊花　五加皮　当归　虎骨

主治　白虎历节风，走注疼痛。

苓桂术甘汤（《伤寒论》）

茯苓　桂枝　白术　炙甘草

主治　痰饮证，胸胁胀满，眩晕心悸，或短气而咳，舌苔白滑，脉弦滑或沉紧。

苓甘五味姜辛汤（《金匮要略》）

茯苓　甘草　五味子　干姜　细辛

主治　肺寒留饮，咳嗽痰稀，喜唾，胸满喘逆，舌苔白滑，脉弦迟。

郁李仁汤（《小儿药证直诀》）

郁李仁　大黄　滑石　薄荷

主治　小儿初生，二便不通，及惊热痰实。

软坚丸（《肿瘤诊断与防治》）

全蝎　蜈蚣　僵蚕　木鳖子　急性子　蜂房　炙狼毒　阿魏　山慈菇　炒红娘子　威灵仙　五灵脂

主治　食管癌，胃癌，肝癌，肺癌，乳腺癌。

虎骨散（《苏沈良方》）

虎骨　龟甲　当归　草薢　牛膝　川芎　桂心　羌活

主治　腰胯连脚膝痛。

虎潜丸（《丹溪心法》）

虎骨　当归　龟甲　黄柏　熟地黄　芍药　牛膝　锁阳　知母　陈皮

主治　肝肾阴亏，筋骨痿软不能步等症。

虎骨木瓜丸（《丸散膏丹集成》）

虎骨　木瓜　枫树叶　龟甲　当归　自然铜　血竭　桂心　乳香　没药　骨碎补　安息香　广木香　地龙　甜瓜子

主治　湿伤经络，腰膝疼痛，脚膝拘挛。

败毒散（《小儿药证直诀》）

独活　羌活　川芎　柴胡　前胡　桔梗　枳壳　茯苓　人参　甘草　生姜　薄荷

主治　气虚外感，恶寒发热，头项强痛，肢体烦疼，胸膈痞闷，鼻塞身重等。

昆布丸（《外台秘要》）

昆布　海藻　通草　海蛤壳　羊靥

主治　瘿瘤，胸膈痞满，咽喉颈项渐粗。

易黄汤（《傅青主女科》）

黄柏　车前子　白果　山药　芡实

主治　湿热黄带，阴痒。

固冲汤（《医学衷中参西录》）

茜草　海螵蛸　棕皮炭　龙骨　牡蛎　白芍　山茱萸　五味子　白术　黄芪

主治 冲任损伤，崩漏及月经过多。

固肠丸（《证治准绳》）

乌梅 肉豆蔻 诃子 罂粟壳 苍术 茯苓 人参 木香

主治 久痢滑泄。

国公酒（《杂病证治类方》）

白茄根 当归 川牛膝 虎骨 羌活 鳖甲 草薢 防风 秦艽 松节 蚕沙 枸杞子

主治 风湿痹痛，四肢麻木，手足不遂，关节不利。

知柏地黄丸（《医宗金鉴》）

知母 黄柏 熟地黄 山药 山茱萸 茯苓 泽泻 牡丹皮

主治 阴虚火旺所致的骨蒸潮热，盗汗等症。

金刚丸（《张氏医通》）

肉苁蓉 菟丝子 杜仲 草薢 巴戟天 紫河车 鹿胎

主治 肾虚骨痿。

金沸草散（《南阳活人书》）

金沸草 前胡 荆芥 细辛 制半夏 茯苓 甘草 生姜 大枣

主治 外感风寒，咳嗽痰多气急。

金槐冠心片（四川省中药研究所）

金龟莲 槐米 穿龙薯蓣

主治 冠心病，心绞痛。

金锁固精丸（《医方集解》）

芡实 沙苑蒺藜 莲肉 莲须 煅龙骨 煅牡蛎

主治 精关不固，遗精，滑精。

钓痰膏（《圣惠方》）

皂荚 半夏 明矾（以柿饼捣膏为丸）

主治 胸中痰结。

肥儿丸（《医宗金鉴》）

胡黄连 党参 炒白术 茯苓 黄连 使君子 炒神曲 炒麦芽 炒山楂 芦荟 甘草

主治　小儿疳积。

炙甘草汤（《伤寒论》）

炙甘草　大枣　阿胶　生姜　人参　生地黄　桂枝　麦冬　麻仁

主治　气虚血少所致脉结代，心动悸，及虚劳肺痿。

炉甘石散（《证治准绳》）

炉甘石　黄连　黄柏　冰片

主治　目赤翳障。

泻心汤（《金匮要略》）

黄连　黄芩　大黄

主治　心胃火炽，迫血妄行，以致吐血、衄血、便秘，或三焦积热，目赤口疮。

泻白散（《小儿药证直诀》）

桑白皮　地骨皮　甘草　粳米

主治　肺热咳嗽气喘。

泽兰汤（《济阴纲目》）

泽兰　当归　白芍　甘草

主治　血虚经闭，羸瘦潮热。

泽漆汤（《金匮要略》）

泽漆　半夏　紫菀　生姜　白前　黄芩　桂枝　人参　甘草

主治　痰饮喘咳，脉沉。

治胁痛方（《本草汇言》）

姜黄　红花　柴胡　白芥子　芦荟

主治　血瘀气滞，两胁痛。

羌活胜湿汤（《内外伤辨惑论》）

羌活　独活　藁本　防风　蔓荆子　川芎　甘草

主治　湿气在表，头痛身痛。

定喘汤（《证治准绳》）

白果　麻黄　半夏　款冬花　桑白皮　苏子　杏仁　黄芩　甘草

主治　肺热喘咳。

定命散（《普济方》）

白花蛇　乌梢蛇　蜈蚣

主治　破伤风，角弓反张，抽搐。

参苓白术散（《太平惠民和剂局方》）

人参　白术　茯苓　甘草　山药　莲子肉　桔梗　扁豆　薏苡仁　缩砂仁

主治　脾胃虚弱，饮食不消，或吐或泻，形体虚羸，四肢无力。

参赭镇气汤（《医学衷中参西录》）

代赭石　党参　芡实　山药　山茱萸　龙骨　牡蛎　白芍　苏子

主治　阴阳两虚，喘逆迫促。

驻景丸（《备急千金要方》）

菟丝子　熟地黄　车前子

主治　肝肾不足，目暗视物昏花。

九画

胡桃汤（《御药院方》）

胡桃仁　补骨脂　杜仲　萆薢

主治　肾虚，腰膝酸痛，两足痿弱。

胡芦巴丸（《太平惠民和剂局方》）

胡芦巴　小茴香　吴茱萸　川楝子　巴戟天　川乌

主治　寒疝疼痛，偏坠阴肿。

枯痔散（《验方新编》）

红砒　枯矾　朱砂　乌梅肉

主治　腐蚀痔核。

枸杞丸（《古今录验》）

枸杞子　地黄　天冬

主治　肝肾虚损所致头昏，耳鸣，腰膝酸软，遗精。

枳实导滞丸（《内外伤辨惑论》）

大黄　枳实　神曲　茯苓　黄芩　黄连　白术　泽泻

主治　积滞内阻，生湿蕴热，胸脘痞闷，下痢，或泄泻腹痛后重，或大便秘结，小便黄赤，舌红苔黄腻，脉沉实者。

枳实薤白桂枝汤（《金匮要略》）

枳实　薤白　桂枝　瓜蒌　厚朴

主治　胸痹，气结在胸，痞满气逆。

柏叶汤（《金匮要略》）

侧柏叶　炮姜　艾叶

主治　寒证出血。

柿蒂散（《济生方》）

柿蒂　丁香　生姜

主治　胃寒所致呕吐呃逆。

荆防败毒散（《医学正传》）

荆芥　防风　柴胡　前胡　川芎　枳壳　羌活

主治　外感风寒及痈肿初起而有表证。

草还丹（《扶寿精方》）

山茱萸　补骨脂　当归　麝香

主治　肾虚阳痿，精滑不固，腰痠神疲。

茵陈蒿汤（《伤寒论》）

茵陈　栀子　大黄

主治　湿热黄疸证。

茵陈五苓散（《金匮要略》）

茵陈　猪苓　泽泻　白术　茯苓　桂枝

主治　湿热黄疸，小便黄赤短少。

茵陈四逆汤（《张氏医通》）

茵陈　附子　干姜　甘草

主治　阴黄，肢体逆冷，脉沉细。

牵牛丸（《沈氏尊生书》）

雄黄　大黄　槟榔　牵牛子

主治　毒杀蛔虫等肠道寄生虫。

牵正散（《杨氏家藏方》）

白附子　白僵蚕　全蝎

主治　中风口眼㖞斜。

厚朴三物汤（《金匮要略》）

厚朴　枳实　大黄

主治　腹胀痛而便秘之属于实证者。

胃苓汤（《丹溪心法》）

苍术　陈皮　厚朴　甘草　茯苓　猪苓　白术　桂枝

主治　中暑伤湿，停饮夹食，腹痛泄泻。

咬头膏（验方）

巴豆　乳香　没药　木鳖子

主治　疮疡脓熟未溃破者。

钩藤饮（《幼科心法》）

天麻　钩藤　全蝎　羚羊角　人参　炙甘草

主治　小儿急惊。

复元活血汤（《医学发明》）

柴胡　当归　天花粉　桃仁　红花　炮山甲　酒大黄　甘草

主治　跌打损伤，瘀血肿痛，胸胁疼痛。

复方斑蝥（粉剂）（河南省开封市第一人民医院《中医药研究参考》）

斑蝥　麝香　三七　乌贼骨　儿茶　血竭　沉香

主治　食管癌，贲门癌。

香苏饮（《太平惠民和剂局方》）

香附　紫苏　陈皮　甘草　生姜　大枣

主治　感冒发热，憎寒，头痛，胸闷等。

香橘散（《张氏医通》）

小茴香　橘核　荔枝核

主治　寒疝疼痛，睾丸偏坠。

香薷饮（《太平惠民和剂局方》）

香薷　扁豆　厚朴

主治　夏季乘凉饮冷，外感风寒、暑湿之证，而见发热，恶寒，头痛，无汗及腹痛，吐泻等症。

香薷丸（《太平惠民和剂局方》）

香薷　木瓜　紫苏　藿香　茯神　甘草　檀香　丁香

主治　暑天感寒，发热恶寒，胸膈烦满，吐泻腹痛。

香砂六君子汤（《太平惠民和剂局方》）

木香　砂仁　陈皮　法半夏　党参　白术　茯苓　甘草

主治　脾胃气虚，寒湿滞中之脘腹胀痛，嗳气或吐泻，舌苔白腻等症。

保和丸（《丹溪心法》）

山楂　神曲　半夏　茯苓　陈皮　连翘　莱菔子

主治　食积停滞，胸脘痞满，嗳腐厌食，舌苔厚腻而黄，脉滑。

独活寄生汤（《备急千金要方》）

独活　桑寄生　秦艽　防风　细辛　当归　生地黄　白芍　川芎　肉桂　茯苓　人参　甘草　杜仲　牛膝

主治　风寒湿痹，腰膝作痛，屈伸不利。

冠心二号方（北京地区防治冠心病协作小组）

丹参　降香　赤芍　川芎　红花

主治　冠心病，心绞痛。

冠心苏合丸（《中药知识手册》）

苏合香　檀香　青木香　冰片　乳香　朱砂（炼蜜为丸）

主治　冠心病心绞痛，心肌梗死等。

神应丸（《证治准绳》）

威灵仙　桂心　当归

主治　风湿或跌打损伤，腰痛如折，牵引背膂，俯仰艰难。

神农丸（《肿瘤的诊断与防治》）

炙番木鳖　甘草　川芎　雄黄　炮山甲　当归　犀角　全蝎　蜈蚣

主治　鼻咽癌，消化道癌，乳腺癌。

活络效灵丹（《医学衷中参西录》）

丹参　乳香　没药　当归

主治　因瘀血所致的肢体疼痛，或胸腹刺痛。

浮萍丸（《沈氏尊生书》）

浮萍　防风　黄芪　羌活　当归　葛根　麻黄　甘草

主治　痘疹难出，无汗发热。

洞天救苦丹（《外科症治全生集》）

露蜂房（带蛹）　苦楝子　青皮　尖鼠粪

主治　乳癌，乳痈，瘰疬。

宣痹汤（《温病条辨》）

防己　杏仁　滑石　连翘　山栀子　薏苡仁　半夏　蚕沙　赤小豆皮

主治　热淋血淋。

宣郁通经汤（《傅青主女科》）

柴胡　香附　白芍　当归　郁金　牡丹皮　黄芩　栀子　白芥子

主治　肝郁有热，经前腹痛。

穿山甲散（《妇科大全》）

穿山甲　鳖甲　大黄　干漆　当归　赤芍　芫花　肉桂

主治　妇人血滞经闭，腹痛，癥结痞块等症。

姜黄丸（《证治准绳》）

姜黄　莪术　红花　肉桂　川芎　白芍　延胡索　牡丹皮　当归

主治　妇女宫冷，月经不调，脐腹刺痛。

养心汤（《证治准绳》）

柏子仁　酸枣仁　远志　五味子　当归　川芎　人参　黄芪　茯神　肉桂　半夏曲　甘草

主治　心血不足，怔忡惊悸。

真人养脏汤（《太平惠民和剂局方》）

白芍　党参　当归　白术　肉豆蔻　肉桂　炙甘草　木香　诃子　罂粟壳

主治　久泻，久痢，脱肛。

前胡散（《证治准绳》）

前胡　桑白皮　贝母　麦冬　甘草　杏仁　生姜

主治　痰热咳嗽，心胸不利，时有烦热。

前列腺炎汤（《北京市中草药制剂选编》）

王不留行　丹参　泽兰　赤芍　红花　桃仁　败酱草

主治　慢性前列腺炎。

首乌延寿丹（《世补斋医书》）

制首乌　豨莶草　菟丝子　杜仲　牛膝　女贞子　桑叶　金银花　生地黄　桑椹　金樱子　旱莲草　黑芝麻

主治　老年体衰，腰膝酸软，头昏耳鸣，须发早白。

首乌强身片（《中药制剂手册》）

制首乌　生地黄　覆盆子　杜仲　怀牛膝　女贞子　桑叶　豨莶草　金樱子　桑椹　旱莲草

主治　老年体弱，头昏眼花，耳鸣重听，四肢酸麻，腿膝无力。

十画

蚕矢汤（《霍乱论》）

蚕沙　木瓜　大豆黄卷　黄连　半夏　通草　黄芩　山栀子　吴茱萸

主治　霍乱吐利，转筋腹痛。

秦艽鳖甲汤（《卫生宝鉴》）

秦艽　鳖甲　柴胡　地骨皮　知母　当归　青蒿　乌梅

主治　骨蒸劳热，肌肉消瘦，舌红颊赤，气粗盗汗。

桂枝汤（《伤寒论》）

桂枝　芍药　甘草　生姜　大枣

主治　风寒表虚，发热恶风，自汗出，脉浮弱。

桂苓丸（《三因极一病证方论》）

肉桂　附子　干姜　木香　丁香　茯苓　肉豆蔻

主治　脾胃虚寒，泻利清谷。

桂枝茯苓丸（《金匮要略》）

桂枝　茯苓　牡丹皮　桃仁　芍药

主治　妇人经闭腹痛，月经不调，或难产，或胞衣不下，产后恶露不下，腹痛拒按。

桂枝加厚朴杏子汤（《伤寒论》）

桂枝　生姜　芍药　大枣　甘草　厚朴　杏仁

主治　宿有喘病，因新感发作。

桔梗白散（《伤寒论》）

桔梗　贝母　巴豆

主治　肺痈咳逆，胸满吐脓。

桃花汤（《伤寒论》）

赤石脂　干姜　粳米

主治　下痢腹痛便脓血，日久不愈，脓血色暗不鲜，腹部喜温喜按，舌淡白，脉迟弱或微细。

桃红四物汤（《济阴纲目》）

熟地黄　白芍　当归　川芎　桃仁　红花

主治　血瘀经闭，腹痛等症。

都气丸（《医宗己任编》）

熟地黄　山茱萸　山药　牡丹皮　茯苓　泽泻　五味子

主治　肾虚气喘。

换骨丹（《证治准绳》）

油松节　苍术　白茄根　虎骨　牛膝　枸杞子　当归　龟甲　秦艽　羌活　防风　草薢　蚕沙

主治　寒湿，风痹，痹弱，鹤膝风。

逍遥散（《伤寒论》）

熟附子　白术　茯苓　白芍　生姜

主治　脾肾阳虚，水气内停。

柴胡清肝汤（《证治准绳》）

银柴胡　栀子　连翘　黄芩　人参　川芎　桔梗　甘草　冰片　薄荷

主治　小儿肝疳，烦渴躁急。

柴葛解肌汤（《伤寒六书》）

柴胡　葛根　石膏　羌活　白芷　黄芩　芍药　桔梗　甘草　生姜　大枣

主治　三阳合病，头痛发热，心烦不眠，目疼鼻干，四肢酸痛，脉微洪者。

逍遥散（《太平惠民和剂局方》）

柴胡　当归　白芍　茯苓　炙甘草　生姜　薄荷

主治　胸胁胀痛，头晕目眩。

透脓散（《外科正宗》）

穿山甲　川芎　当归　皂角刺　生黄芪

主治　痈疮内已成脓不易外溃。

透骨丹（《药鉴》）

羊踯躅子　乳香　没药　麝香　血竭

主治　跌仆损伤疼痛。

健脾汤（《证治准绳》）

白术　木香　黄连　甘草　茯苓　人参　神曲　陈皮　砂仁　山楂　山药　肉豆蔻

主治　脾胃虚弱，饮食不化，脘腹痞胀，大便溏薄，苔腻微黄，脉弱。

射干麻黄汤（《金匮要略》）

射干　麻黄　细辛　紫菀　款冬花　五味子　半夏　生姜　大枣

主治 痰饮咳嗽，喉中痰鸣等症。

徐长卿汤（《太平圣惠方》）

徐长卿 白茅根 木通 滑石 冬葵子 瞿麦 槟榔 朴硝

主治 小便淋结，脐下满闷。

豹骨木瓜酒（经验方）

豹骨胶 川芎 秦艽 川牛膝 红花 桑寄生 千年健 当归 羌活 独活 陈皮 五加皮 木瓜 玉竹 山栀子

主治 筋脉拘挛，四肢疼痛，腰膝酸软。

胶艾汤（《金匮要略》）

阿胶 川芎 艾叶 当归 白芍 生地黄 甘草

主治 血虚寒滞，月经过多，或妊娠下血，胎动不安或产后下血，淋漓不断。

凉惊丸（《小儿药证直诀》）

龙胆草 黄连 牛黄 钩藤 青黛 冰片 麝香 防风

主治 肝经热盛，急惊抽搐。

资生汤（《医学衷中参西录》）

玄参 牛蒡子 山药 白术 鸡内金

主治 肺结核体弱，咳嗽身热。

消乳汤（《医学衷中参西录》）

金银花 连翘 知母 瓜蒌 丹参 乳香 没药 穿山甲

主治 乳肿痛，或乳痛初起，红肿疼痛。

消癌片（《肿瘤的诊断与防治》）

乌梢蛇 蜈蚣 全蝎 薏苡仁 硇砂 皂角刺 瓜蒌

主治 消化道癌，肝癌，乳腺癌。

消癌丸（《肿瘤的诊断与防治》）

蟾蜍皮 硇砂 硼砂 雄黄 蒲黄 大青叶 黑豆

主治 食管癌，胃癌，直肠癌。

消瘰丸（《医学心悟》）

浙贝母 玄参 牡蛎

主治 瘰疬，痰核，瘿瘤，咽干口燥，舌红，脉滑数。

消瘿汤 (《中药临床手册》)

黄药子　海藻　昆布　土贝母　牡蛎

主治 甲状腺功能亢进，甲状腺肿。

消痈解毒汤 (《丹台玉案》)

天花粉　连翘　蒲公英　当归　青皮　鹿角

主治 乳痈肿痛。

海马汤 (《圣济总录》)

海马　木香　青皮　大黄　牵牛子　巴豆　童便

主治 积聚癥块。

海浮散 (《医学心悟》)

乳香　没药 (为散剂外用)

主治 疮疡溃破后，腐肉不去，新肉难生，疮口不敛之证。

海金沙散 (《证治准绳》)

海金沙　滑石　甘草　麦冬 (煎汤或灯心汤调下)

主治 诸淋涩痛。

海藻玉壶汤 (《医宗金鉴》)

海藻　昆布　海带　半夏　陈皮　青皮　连翘　浙贝母　当归　川芎　独活

主治 瘿瘤 (甲状腺瘤、甲状腺肿大)，瘰疬。

润肠丸 (《沈氏尊生书》)

桃仁　杏仁　火麻仁　当归　生地黄　枳壳

主治 血虚肠燥便秘。

益胃汤 (《温病条辨》)

沙参　麦冬　生地黄　玉竹　冰糖

主治 阳明温病，下后汗出身无热，口干，咽燥，舌干苔少，脉不数者。

益母丸 (《医学入门》)

益母草　当归　赤芍　木香

主治　经水不调，腹有癥瘕。

宽中丸（《全生指迷方》）

橘皮　白术　木香

主治　冷气壅遏，脾气不健，以致脘腹胀痛。

调胃承气汤（《伤寒论》）

大黄　芒硝　甘草

主治　实结积滞，大便燥结，腹满胀痛等。

通乳汤（《医宗金鉴》）

通草　猪蹄　穿山甲　川芎　甘草

主治　气血不足，乳汁涩少。

桑杏汤（《温病条辨》）

桑叶　杏仁　沙参　浙贝母　淡豆豉　山栀皮　梨皮

主治　外感温燥，头痛身热口渴，干咳痰少而黏。

桑菊饮（《温病条辨》）

桑叶　菊花　杏仁　桔梗　甘草　薄荷　连翘　芦根

主治　风温初起，发热咳嗽，感冒风热，邪在卫分。

桑寄生散（《证治准绳》）

桑寄生　当归　川芎　川续断　阿胶　香附　茯神　白术　人参

主治　胎漏，经血妄行，淋沥不已。

桑螵蛸丸（《本草衍义》）

桑螵蛸　龙骨　龟甲　人参　茯神　石菖蒲

主治　肾虚遗精，滑精，遗尿或小便频数。

十一画

理中汤（《伤寒论》）

党参　干姜　炙甘草　白术

主治　脾胃虚寒，腹痛，泄泻清稀，呕吐或腹满，食少，舌淡苔白，脉沉细或迟缓。

理血汤（《医学衷中参西录》）

乌贼骨　茜草根　龙骨　牡蛎　山药　阿胶　白芍　白头翁

主治　血淋，血尿及大便下血。

栀子豉汤（《伤寒论》）

栀子　淡豆豉

主治　外感热病，发热，心烦不眠，胸闷不舒，甚则坐卧不安，舌红苔黄，脉稍数。

栀子柏皮汤（《伤寒论》）

栀子　黄柏　炙甘草

主治　热重于湿的黄疸。

萆薢分清饮（《丹溪心法》）

萆薢　乌药　益智仁　石菖蒲

主治　膏淋，白浊。

菖蒲郁金汤（《温病全书》）

鲜石菖蒲　郁金　山栀子　连翘　菊花　滑石　竹叶　牡丹皮牛蒡子　竹沥　姜汁　玉枢丹末

主治　温热酿痰，蒙蔽心包，身热不甚，时或神昏、谵语。

菟丝子丸（《沈氏尊生书》）

菟丝子　山药　茯苓　枸杞子　莲子

主治　脾肾虚而便溏者。

菊芎饮（《上池秘录》）

菊花　川芎　蔓荆子　防风　羌活　石膏　旋覆花　枳壳　甘草

主治　头风头痛。

菊花决明汤（《证治准绳》）

菊花　草决明　黄芩　石决明　木贼

主治　目赤肿痛，羞明多泪。

黄土汤（《金匮要略》）

灶心土　熟附子　白术　甘草　阿胶　干地黄　黄芩

主治　脾气虚寒，不能摄血之便血。

黄芩汤（《伤寒论》）

黄芩　白芍　甘草　大枣

主治　湿热泄泻痢疾。

黄芩滑石汤（《温病条辨》）

黄芩　滑石　通草　茯苓　猪苓　大腹皮　白蔻仁

主治　湿温或者湿热，倦怠，身疼，发热，不思食，小便黄。

黄连阿胶鸡子黄汤（《伤寒论》）

黄连　黄芩　阿胶　白芍　鸡子黄

主治　热病余热未净，阴血已伤，心烦不眠。

黄连解毒汤（《外台秘要》）

黄连　黄芩　黄柏　栀子

主治　三焦热盛，火热烦狂，口燥咽干，错语不眠，舌红苔黄，脉数有力。

黄连橘皮竹茹半夏汤（《温热经纬》）

黄连　橘皮　竹茹　半夏

主治　胃热呕吐。

接真汤（《百代医宗》）

沉香　附子　丁香　麝香

主治　寒邪较盛，手足厥冷，脐腹疼痛，痛极欲绝。

控涎丹（《三因极一病证方论》）

白芥子　甘遂　大戟

主治　痰饮停滞胸膈的喘满实证。

硇砂散（《医宗金鉴》）

硇砂　轻粉　雄黄　冰片

主治　耳痔，耳蕈。

硇砂膏（《证治准绳》）

硇砂　石矿灰　白丁香　黄丹　碱

主治　痈疽肿毒，瘰疬，疣痣。

崔氏八味丸 (《外台秘要》)

干地黄　山药　山茱萸　泽泻　茯苓　牡丹皮　附子　肉桂

主治　肾阳虚，命门火衰而致的小便频数，腰冷痛，滑精早泄等症。

常山饮 (《圣济总录》)

常山　厚朴　草豆蔻　肉豆蔻　乌梅　槟榔　甘草

主治　山岚瘴气，寒热往来。

银翘散 (《温病条辨》)

金银花　连翘　桔梗　薄荷　竹叶　荆芥穗　淡豆豉　牛蒡子
甘草

主治　温病初起，发热微恶风寒，头痛，口渴，咳嗽咽痛等。

猪苓汤 (《伤寒论》)

茯苓　泽泻　猪苓　阿胶　滑石

主治　水热互结，阴虚小便不利，渴欲饮水，以及淋证，小便短
赤涩痛，少腹胀满等症。

脱花煎 (《景岳全书》)

红花　牛膝　川芎　当归　肉桂　车前子

主治　难产经日，或死胎不下。

旋覆花汤 (《金匮要略》)

旋覆花　葱白　新绛

主治　妇人半产漏下。

旋覆代赭汤 (《伤寒论》)

旋覆花　代赭石　党参　半夏　生姜　大枣　炙甘草

主治　胃气虚弱，痰浊内阻，嗳气频作，胃脘痞硬，或反胃呕恶，
吐涎沫，苔白滑，脉弦而虚。

鹿茸散 (《证治准绳》)

鹿茸　熟地黄　白芍　肉苁蓉　续断　龙骨　白石脂　乌贼骨
鳖甲

主治　肝肾虚损，崩漏下血。

麻黄汤（《伤寒论》）

麻黄　桂枝　杏仁　甘草

主治　风寒外感，发热，恶寒，无汗，脉浮紧。

麻子仁丸（《伤寒论》）

麻子仁　大黄　杏仁　枳实　厚朴　芍药

主治　肠胃燥热，大便秘结。

麻黄根汤（《傅青主女科》）

麻黄根　牡蛎　黄芪　桂枝　人参　白术　甘草　当归　浮小麦

主治　产后虚汗不止。

麻杏石甘汤（《伤寒论》）

麻黄　杏仁　石膏　甘草

主治　邪热壅肺，咳嗽气喘，烦躁口渴等症。

麻杏苡甘汤（《金匮要略》）

麻黄　杏仁　薏苡仁　甘草

主治　风湿身疼。

麻黄附子汤（《金匮要略》）

麻黄　附子　甘草

主治　水肿脉沉有寒者。

麻黄附子细辛汤（《伤寒论》）

麻黄　附子　细辛

主治　阳虚外感，寒邪入里而无汗，恶寒发热，脉沉。

清胃汤（《兰室秘藏》）

当归　黄连　生地黄　牡丹皮　升麻

主治　胃火牙痛，口舌生疮。

清络饮（《温病条辨》）

鲜荷叶　鲜金银花　西瓜翠衣　鲜扁豆花　丝瓜皮　鲜竹叶心

主治　暑伤肺经气分轻症，或暑温经发汗后余热未解。

清宫汤（《温病条辨》）

玄参心　莲心　竹叶卷心　连翘心　麦冬　犀角

主治　温病发汗而汗出过多，耗伤心液，以致邪陷心包，出现神昏谵语等症。

清骨散（《证治准绳》）

银柴胡　胡黄连　秦艽　鳖甲　地骨皮　青蒿　知母　甘草

主治　阴虚潮热或低热日久不退。

清营汤（《温病条辨》）

犀角（水牛角代）　生地黄　玄参　竹叶心　麦冬　丹参　黄连　金银花　连翘

主治　温热病热入营血，身热口干，舌绛而干，脉细数。

清气化痰丸（《医方考》）

瓜蒌仁　黄芩　茯苓　枳实　杏仁　陈皮　胆星　半夏　姜汁

主治　痰热咳嗽，胸膈痞满舌红，苔黄腻。

羚羊角散（《证治准绳》）

羚羊角　黄连　黄芩　石决明　龙胆草

主治　肝火炽盛所致的头痛、目赤。

羚角钩藤汤（《通俗伤寒论》）

羚羊角　钩藤　白芍　菊花　桑叶　茯神　淡竹茹　生地黄　川贝母　甘草

主治　高热神昏，抽搐痉厥，舌绛，脉弦数，及肝阳上亢，头痛、眩晕等。

密蒙花汤（《太平惠民和剂局方》）

密蒙花　菊花　木贼　石决明　羌活　蒺藜

主治　目赤肿痛，昏花多泪，羞明。

十二画

琥珀散（《灵宛方》）

琥珀　当归　莪术　芍药

主治　血滞气阻，月经不通。

琼玉膏（《洪氏集验方》）

蜂蜜　生地黄　茯苓　人参

主治　虚劳干咳，咽燥咯血。

琼酥散（《医宗金鉴》）

蟾酥　川乌　半夏　闹羊花　川椒　胡椒　荜茇

主治　肿毒；从前并作外科手术时的麻药。

款冬花散（《太平圣惠方》）

款冬花　贝母　桑白皮　杏仁　知母　五味子　甘草

主治　肺热暴咳不宁。

硝石矾石散（《金匮要略》）

火硝　明矾　大麦

主治　湿热黄疸，腹胀身黄。

紫金锭（《百一选方》）

文蛤　大戟　山慈菇　续随子　雄黄　朱砂　麝香

主治　瘟疫，瘴疟，急性腹痛，吐泻，痈肿疔毒。

紫菀汤（《证治准绳》）

紫菀　知母　桔梗　阿胶　人参　茯苓　甘草　川贝母　五味子

主治　咳血。

紫雪丹（《太平惠民和剂局方》）

石膏　寒水石　磁石　滑石　犀角　羚羊角　明矾　半夏　牙皂　甘草　姜汁　青木香　沉香　玄参　升麻　甘草　丁香　朴硝　麝香　朱砂　硝石

主治　温热病邪热内陷，热入心包，高热烦躁，神昏谵语，抽搐痉挛。

紫草快斑汤（《张氏医通》）

紫草　赤芍　木通　蝉蜕　甘草

主治　血热毒盛，痘疹隐隐不出，斑疹紫黑。

紫草消毒饮（《张氏医通》）

紫草　连翘　牛蒡子　荆芥　山豆根　甘草

主治　麻疹紫黑，并发咽喉肿痛咳嗽等症。

葛根汤（《伤寒论》）

葛根　麻黄　甘草　芍药　桂枝　生姜　大枣

主治　太阳病，项背强几几，无汗恶风者。

葛根芩连汤（《伤寒论》）

葛根　黄芩　黄连　甘草

主治　身热下利，胸脘烦热，口中作渴，喘而出汗。

葶苈大枣泻肺汤（《金匮要略》）

葶苈子　大枣

主治　痰涎壅盛，咳喘胸满，或面目浮肿。

萱根汤（《小品方》）

萱麻根　地黄　当归　阿胶　白芍　甘草

主治　胎动，腰腹痛，下血。

越婢汤（《金匮要略》）

麻黄　石膏　生姜　甘草　大枣

主治　风水，恶风，一身悉肿，脉浮不渴，自汗出，无大热。

越鞠丸（《丹溪心法》）

香附　苍术　川芎　神曲　栀子

主治　气、血、痰、火、湿、食等郁结致胸胁痞闷，脘腹胀痛，嘈杂吞酸，饮食不化，嗳气呕吐。

蛤粉散（《外科正宗》）

轻粉　蛤粉　石膏　黄柏

主治　黄水疮。

黑锡丹（《太平惠民和剂局方》）

黑锡　硫磺　沉香　小茴香　木香　阳起石　葫芦巴　补骨脂　肉豆蔻　肉桂　川楝子　附子

主治　阳气衰，阴寒内盛的虚喘。

黑散子（《仁斋直指方》）

棕榈炭　血余炭　陈莲蓬

主治 衄血，崩漏。

稀涎千缗汤（《医宗金鉴》）

明矾 半夏 牙皂 甘草 姜汁

主治 风痰壅盛，喉中声如牵锯。

舒筋汤（《妇人大全良方》）

姜黄 羌活 白术 当归 芍药 海桐皮 甘草

主治 风寒所致的肩臂疼痛及腰部作痛。

舒经汤（《百一选方》）

海桐皮 白术 当归 赤芍

主治 臂痛。

舒筋药水（《常用中成药》）

生草乌 生川乌 生半夏 生栀子 生大黄 木瓜 羌活 樟脑 路路通 花椒 苏木 生蒲黄 香樟木 赤芍 红花

主治 扭伤，损伤，筋骨酸痛。

温胆汤（《备急千金要方》）

半夏 陈皮 茯苓 炙甘草 竹茹 枳实 生姜 大枣

主治 胆虚痰热上扰所致虚烦不寐，胸闷，口苦，呕涎。

温脾汤（《备急千金要方》）

大黄 附子 干姜 党参 甘草

主治 冷积便秘，腹满痛，喜温喜按，手足不温等。

滑石散（《备急千金要方》）

滑石 通草 车前子 冬葵子

主治 产后热淋，小便短赤涩痛。

痧症蟾酥丸（《绛囊撮要》）

牛黄 麝香 蟾酥 雄黄 丁香 茅苍术 朱砂

主治 各种痧证。

滋肾丸（《兰室秘藏》）

黄柏 知母 肉桂

主治 热蕴膀胱，尿闭不通，少腹胀痛。

滋燥汤（《沈氏尊生书》）

天花粉　天冬　麦冬　生地黄　白芍　秦艽

主治　肺燥咳嗽，口燥作渴。

滋膵饮（《医学衷中参西录》）

黄芪　生地黄　山药　山茱萸　猪胰子

主治　渴证，口渴多饮。

痛泻要方（《景岳全书》）

防风　白术　白芍　陈皮

主治　肝旺脾虚所致的肠鸣腹痛，大便泄泻。

普济消毒饮（《医方集解》）

黄芩　黄连　陈皮　甘草　玄参　连翘　板蓝根　马勃　牛蒡
子　薄荷　僵蚕　升麻　柴胡　桔梗

主治　风热疫毒上攻之大头瘟。

寒降汤（《医学衷中参西录》）

代赭石　半夏　瓜蒌仁　杭白芍　竹茹　牛蒡子　甘草

主治　血热吐衄等症。

犀黄丸（《外科证治全生集》）

牛黄　麝香　乳香　没药

主治　痈毒，乳癌，瘰疬。

犀角大青汤（《伤寒类证活人书》）

犀角　大青叶　山栀　淡豆豉

主治　热病发斑，咽喉肿痛。

犀角地黄汤（《备急千金要方》）

犀角　生地黄　芍药　牡丹皮

主治　热入营血，证见神昏谵语、斑疹、吐血、衄血等。

疏凿饮子（《济生方》）

羌活　秦艽　商陆　槟榔　大腹皮　茯苓皮　生姜皮　椒目　木
通　泽泻　赤小豆

主治　遍身水肿，喘息口渴，二便不利。

十三画

槐花散（《濒湖集简方》）

槐花　侧柏叶　荆芥穗　枳壳

主治　肠风下血，血色鲜红，或痔疮出血。

槐角丸（《太平惠民和剂局方》）

槐角　地榆　当归　防风　黄芩　枳壳

主治　痔疮及肠风下血。

蒲黄散（《证治准绳》）

蒲黄　冬葵子　生地黄

主治　血淋涩痛。

蜈蚣星风散（《医宗金鉴》）

蜈蚣　天南星　防风　江鳔

主治　破伤风。

暖肝煎（《景岳全书》）

当归　枸杞子　小茴香　肉桂　乌药　沉香　茯苓

主治　肝肾阴寒，小腹疼痛，疝气等症。

十四画

榧子杀虫汤（现代方）

榧子　槟榔　贯仲　鹤虱

主治　驱杀蛔虫、绦虫、蛲虫、姜片虫等。

酸枣仁汤（《金匮要略》）

酸枣仁　茯苓　知母　川芎　甘草

主治　虚烦不得眠，及盗汗等症。

截疟七宝饮（《杨氏家藏方》）

常山　草果　槟榔　青皮　厚朴　陈皮　甘草

主治　痰疟。

磁朱丸（《备急千金要方》）

磁石　朱砂　神曲

主治　两目昏花，视物模糊，心悸失眠，耳鸣耳聋，亦治癫痫。

蝉花散（《证治准绳》）

蝉衣　羌活　菊花　谷精草　白蒺藜　防风　密蒙花　草决明　黄芩　蔓荆子　栀子　荆芥　川芎　甘草

主治　风热上攻，目赤肿痛翳膜。

缩泉丸（《朱氏集验方》）

乌药　山药　益智仁

主治　下元虚冷，小便频数，小儿遗尿。

十五画

增液汤（《温病条辨》）

玄参　麦冬　生地黄

主治　阳明温病，津液不足，大便秘结。

撮风散（《证治准绳》）

蜈蚣　全蝎　钩藤　僵蚕　朱砂　麝香

主治　惊痫，破伤风，抽搐瘛疭。

震灵丹（《太平惠民和剂局方》）

禹余粮　赤石脂　紫石英　五灵脂　代赭石　乳香　没药　朱砂

主治　妇女崩漏或白带延久不止，精神恍惚，头昏眼花。

镇肝熄风汤（《医学衷中参西录》）

牛膝　代赭石　龙骨　牡蛎　龟甲　白芍　玄参　天冬　川楝子麦芽　青蒿　甘草

主治　肝阳上亢，肝风内动，眩晕，头痛，耳鸣，或口眼歪斜，颠仆不知等。

德兴三号止血粉（《新医药简讯》）

继木花　杨梅树皮　紫荆皮　紫珠叶（各等分为末，取粉250g，加冰片50g，研匀过筛。）

主治　各种出血。

十六画

橘核丸（《济生方》）

橘核　海藻　昆布　海带　川楝子　桃仁　厚朴　木通　枳实　延胡索　桂心　木香

主治　睾丸胀肿偏坠，痛引脐腹，或坚硬如石，不痛不痒，阴囊肿大。

橘叶瓜蒌汤（成都中医学院《外科讲义》）

橘叶　瓜蒌　瓜络　蒲公英　鹿角霜　金银花　夏枯草　浙贝母　青皮　香附　乳香　山甲珠

主治　乳痈初起，红肿热痛甚者。

橘皮竹茹汤（《金匮要略》）

橘皮　竹茹　大枣　生姜　党参　甘草

主治　久病体弱或胃虚有热所致的呃逆或呕逆。

橘皮枳实生姜汤（《金匮要略》）

橘皮　枳实　生姜

主治　胸中气塞，脘闷呕吐，痰饮咳嗽。

醒消丸（《太平惠民和剂局方》）

麝香　雄黄　乳香　没药

主治　疮疡肿毒。

醒脾散（《古今医统》）

天麻　人参　白术　茯苓　木香　全蝎　僵蚕

主治　小儿慢惊。

薄荷汤（《普济方》）

薄荷　牛蒡子　菊花　甘草

主治　风热攻目，昏涩疼痛。

薏苡竹叶汤（《温病条辨》）

薏苡仁　竹叶　滑石　白蔻仁　连翘　茯苓　白通草

主治　湿郁经脉，身热身痛，汗多自利，胸腹白痦。

薏苡附子败酱散（《金匮要略》）

薏苡仁　附子　败酱草

主治　肠痈。

整骨麻药方（《医宗金鉴》）

川乌　草乌　胡茄子（即曼陀罗）　姜黄　羊踯躅　麻黄

主治　骨折，外敷镇痛。

十七画及以上

礞石滚痰丸（《丹溪心法》）

煅礞石　大黄　黄芩　沉香

主治　实热顽痰，癫狂惊痫，或喘咳痰稠，或胸痞眩晕，大便秘结，舌苔厚腻，脉滑数有力。

藿香正气散（《太平惠民和剂局方》）

藿香　苏叶　白芷　大腹皮　茯苓　白术　半夏曲　陈皮　厚朴　桔梗　炙甘草　生姜　大枣

主治　外感风寒而兼湿滞的恶寒发热，呕吐泄泻等症。

蟾酥丸（《外科正宗》）

蟾酥　雄黄　乳香　没药　麝香　朱砂　蜗牛　轻粉　枯矾　寒水石　铜绿　胆矾

主治　疔毒初起及诸恶疮。

麝香汤（《圣济总录》）

麝香　木香　桃仁　吴茱萸　槟榔

主治　厥心痛。

癫痫散（验方）

郁金（矾水炒）　酒香附　蜈蚣　全蝎　巴豆霜

主治　癫痫抽搐。

蠲痹汤（《百一选方》）

羌活　姜黄　当归　黄芪　赤芍　防风　甘草

主治　风湿痹证。